「精神疾患における認知機能障害の矯正法」
臨床家マニュアル

第2版

著
アリス・メダリア
ティファニー・ハーランズ
アリス・サパースタイン
ナディン・レヴハイム

監修
中込 和幸

監訳
橋本 直樹, 池澤 聰, 最上 多美子, 豊巻 敦人

訳
森元 隆文, 井上 貴雄, 國田 幸治

星和書店

Cognitive Remediation for Psychological Disorders

Second Edition

by

Alice Medalia, Ph.D.
Tiffany Herlands, Psy.D.
Alice Saperstein, Ph.D.
Nadine Revheim, Ph.D.

Supervised
by
Kazuyuki Nakagome, M.D.,Ph.D.

Translation supervised
by
Naoki Hashimoto, M.D., Ph.D., Satoru Ikezawa, M.D., Ph.D.,
Tamiko Mogami, Ph.D., Atsuhito Toyomaki, Ph.D.

Translated from English
by
Takafumi Morimoto, O.T.R., Ph.D., Takao Inoue, O.T.R., Ph.D., Koji Kunita, O.T.R.

English Edition Copyright © 2018 by Oxford University Press
Japanese Edition Copyright © 2019 by Seiwa Shoten Publishers, Tokyo

Originally published in English in 2018. This translation is published by arrangement with Oxford University Press.
Seiwa Shoten is solely responsible for this translation from the original work and Oxford University Press shall have no liability
for any errors, omissions or inaccuracies or ambiguities in such translation or for any losses caused by reliance thereon.

監修者巻頭言

　本書は，アリス・メダリア教授等によって開発された認知矯正療法であるNEAR（Neuropsychological Educational Approach to Remediation）を臨床で実践する人のためのマニュアルの第2版である。第2版の出版にあたってメダリア自身が「テクノロジーの大幅な進歩と治療経験の積み重ねを取り込んだ」と述べているように，コンピュータセッションで使用するソフトウェアについての説明（主に4章と8章），橋渡し（ブリッジング）グループ（主に9章）と，エビデンスの増強（主に2章）に大幅な改訂が見られている。ソフトウェアに関する説明では，時代の変化を反映してインターネットに接続して使用するソフトウェアについての説明に多くの紙幅が費やされている。このうち，複数のサイトには既に日本語版サイトが存在しており，日本の治療者にとっても非常に有益な内容となっている。エビデンスについても最新の研究成果がふんだんに紹介されており，日本発の多施設共同研究の成果も大きく取り上げられている。また，日本語版の初版マニュアルには収録されなかった橋渡し（ブリッジング）グループの運営についても，多くの例を挙げて細かに紹介されており，臨床でNEARを実践するための指針を得ることが可能となっている。

　その一方で本書が，精神疾患当事者の認知機能障害とその治療法について学ぶ初学者にとって，単なるマニュアルを超えた良質な手引書であることもまた変わりない。テキストの前半部分では，精神疾患当事者の認知機能障害とその影響，NEARを始めとする認知矯正療法の治療効果に関する科学的な研究の結果（エビデンス）についての詳細な解説があり，NEARの土台となる理論的な背景について，神経心理学，学習理論，教育心理学，リハビリテーション心理学，自己決定理論，来談者中心理論を用いて，詳細に説明されている。後半部分においては，認知機能の測定を軸に個々の参加者の評価を十分に行い，参加者のニーズに沿った個別化された治療の実践を進める方法が解説されている。全体を通して，NEARが内発的動機づけを重視し，参加者の自立を促す治療法であることが繰り返し強調されているが，これは個々のリカバリー目標を大切にして，個別化された治療の実践を推奨する現在の精神科リハビリテーションの志向ともよく合致している。

　わが国では，2006年にアリス・メダリア教授を鳥取に招聘し，ワークショップを開催して以来2019年6月時点までで，15回にわたるトレーニング・ワークショップを実行し，様々な職種の医療従事者からなる425名の認知矯正療法士（CRS）を輩出してきた。アリス・メダリア教授は，NEARを実践するにあたって，治療者がトレーニング・ワークショップを受講し，試験に合格したCRSであることを求めている。これまでに受講者は71施設か

ら参加し,現時点で北海道から沖縄まで51施設でNEARは実践され,33施設で外部からの当事者の受け入れ体制が整えられている。本書をきっかけとして,CRSを目指す者が増えて,一つでも多くの施設で当事者がNEARを受けられる体制が構築されることを願っている。なお,この間,ワークショップの講師を務めていただいた,本書の訳者でもある池澤,最上の両氏および京都府立洛南病院の岩根達郎作業療法士,また今回,本書の翻訳を発案した橋本氏をはじめとする訳者の皆様,さらには第1版に引き続き,快く出版をお引き受け頂いた星和書店の石澤雄司社長に深謝する。

中込 和幸

まえがき

　ヘルスケアの領域では，ここ数年間に渡って素晴らしい発展が続いている。一方で，メンタルヘルスや行動医学の領域で広く受け入れられてきた介入や戦略の多くについて，エビデンスの観点から，効果がないのみならず有害でさえあるのではないか，との疑問が投げかけられてきた（Barlow, 2010）。他方で，現時点で最も標準的であるエビデンスによって有効性が確認された結果，幅広い支持を集める推薦事項となり，その実践がより一般的に利用されるようになった治療戦略もある（McHugh & Barlow, 2010）。この変革の背景として，幾つかの最近の進歩が挙げられる。第一に，我々の病理に対する理解は，心理的にも身体的にもこれまでよりはるかに深いレベルに達しており，新しく，より的確に標的に的を絞った戦略の発展が促されてきている。第二に，我々の研究手法が格段に改良されたことで内的妥当性と外的妥当性による脅威は軽減され，研究結果をより直接的に臨床状況に当てはめられるようになった。第三に，世界中の政府およびヘルスケアシステムや政策立案者たちは，生活の質（QOL）は改善されるべきであること，それはエビデンスに基づいて行われるべきであること，その達成を確認することが国民全体の関心事であること，について疑いを持たなくなった（Barlow, 2004；Institute of Medicine, 2001, 2015；McHugh & Barlow, 2010）。

　もちろん，すべての臨床家が，新しく開発されたエビデンスがある心理的介入へアクセスするには大きな障壁がある。ワークショップや本は，最新の行動医学の実践と個々の参加者への適用性について責任感を持つ誠実な臨床家に知ってもらうことができる。このシリーズ「Treatments *That* Work」は，これらのエキサイティングな新しい介入を臨床の最前線にいる臨床家に伝えることに専念する。

　このシリーズのマニュアルとワークブックは，特定の問題や疾患の評価・治療の実践について，詳細に解説している。さらに，臨床家が日常臨床で実践する際に，スーパーバイズを受けることに匹敵するほど役立つ補助資料も提供している。

　現代の新しいヘルスケアシステムでは，メンタルヘルス専門家にとって，エビデンスに基づく実践が最も責任ある行動と考えられている。すべての行動医学の臨床家は自分の治療の参加者にとって最高の治療を提供したいと強く望んでいる。このシリーズにおける我々の目的は，エビデンスのある評価法，治療を普及させて情報格差を解消し，その望みを実現することである。

このガイドは治療者に，認知機能障害を持つ参加者のための認知矯正療法のプログラムを準備して実行する方法を教える。ここでいう認知とは，注意，記憶，抽象化，処理速度などの機能を指す。多くの精神疾患に，日常生活機能やリカバリーを妨害する認知機能障害が存在する。このガイドでは，認知機能訓練やグループディスカッションのトピックの選択，参加者の募集，インテークと評価の実行，治療計画の作成，困難な状況への対処，などに関する詳細な情報を提供する。このガイドにはあなたの運営するプログラムが成功するために必要なすべての資料が含まれている。

David H. Barlow, Editor-in-Chief,
Treatments *That Work*™
Boston, MA

参考文献

Barlow, D.H.（2004）. Psychological treatments. *American Psychologist*, 59, 869-878.

Barlow, D.H.（2010）. Negative effects from psychological treatments：A perspective. *American Psychologist*, 65（2）, 13-20.

Institute of Medicine.（2001）. *Crossing the quality chasm：A new health system for the 21st century*. Washington, DC：National Academy Press.

Institute of Medicine（IOM）.（2015）. Psychosocial interventions for mental and substance use disorders：A framework for establishing evidence based standards. Washington, DC：National Academies Press.

McHugh, R.K., & Barlow, D.H.（2010）. Dissemination and implementation of evidence-based psychological interventions：A review of current efforts. *American Psychologist*, 65（2）, 73-84.

Treatments *That Work* 書式とワークシートへのアクセス

TTW シリーズの書籍のすべての書式とワークシートは，出版物の印刷直後にデジタル形式で利用できる。あなたは PDF 形式でダウンロード，印刷，保存，およびデジタル処理を行うことができる。

書式やワークシートにアクセスするために http://www.oup.com/us/ttw を訪ねて欲しい（英語）。（訳注：日本語の資料は，本書の付録［159 頁から］に収録されています）

序文

　重い精神疾患を持つ人達が認知機能障害を持つことは長い間知られていたが，この点に治療の焦点が当てられるようになったのはつい最近のことである。1980年代以降アリス・メダリアは，人々が日々の生活においてより良く情報を処理し，注意を払い，記憶し，問題を解決できるように，認知機能を高めることを支援する技法に磨きをかけてきた。彼女はNeuropsychological Educational Approach to Remediation（NEAR）という技法を開発した。これは心理的な回復についての私達の理解と神経科学を融合させて現代科学の技法で描いた，個別化された治療法である。本書の共著である，ティファニー・ハーランズ，アリス・サパースタイン，ナディン・レヴハイムを含む，ポスドク研究者や同僚達は，その研究成果や臨床経験を通じて，NEARの改良に貢献してきた。その結果としてNEARは，世界中で文化圏を超えて，容易にそして効果的に実施可能な治療法となった。

　2009年にOxford University PressはNEAR治療者のための最初のマニュアル本を出版し，同書はヨーロッパやアジアの国々で翻訳された。2017年の時点で，基本的な治療原理や治療プログラムの構造は引き続き適切であるが，利用できるテクノロジーは大幅に進歩した。この間，ニューヨークで，日本で，オーストラリアで，そしてヨーロッパで本治療を実践しようという多大な努力がなされ，治療経験が積み重ねられた。この第2版はこれらの進歩を取り込み，本治療法を大きなスケールでより良く実践することができるように書かれた。

　本書の出版を支えてくれた多くの人々に感謝を捧げたい。メンタルヘルスケアを改善するための展望を持ち，認知面での健康（訳注：cognitive health）が，身体面，感情面の健康と同様に重要であるということを理解している，サービス提供者の人たちに感謝する。治療経験を共有してくださり，自分自身や仲間たちのリカバリーへのパートナーとして本治療を選んでくださった参加者とその家族の皆様に感謝する。世界中にいる膨大な数のNEAR治療者の皆様を含む仲間達は，発想の源であり続けており，これまでのアイデアと情報の交換に対して感謝する。精神疾患を持つ人々の認知面での健康を改善するという使命の遂行を支えてくれた家族に感謝する。最後に，Pibly, Essel, and Stern Foundationsに対して謝意を表したい。本財団の支援なくして，この仕事は達成されなかった。

目次

監修者巻頭言　iii

まえがき　v

序文　vii

第1章　はじめに　1
 Ⅰ．認知矯正療法とは？　1
 Ⅱ．なぜ精神疾患患者に認知矯正療法を行うのか？　2
 Ⅲ．認知矯正療法を精神疾患患者に施行するタイミングについて　4
 Ⅳ．認知矯正療法を施行する場所について　5
 Ⅴ．認知機能障害を持つということはどういうことか　5

第2章　認知矯正療法の原則　7
 Ⅰ．NEARの目標　7
 Ⅱ．NEARのプログラム構造　8
 Ⅲ．NEARのセッションの風景　9
 Ⅳ．理論的背景　10
 Ⅴ．効果研究　17

第3章　認知矯正療法のプログラムのセットアップ　23
 Ⅰ．治療環境設定　24
 Ⅱ．備品および道具　24
 Ⅲ．コンピュータの購入　25
 Ⅳ．ソフトウェア・ライブラリーを始める　26
 Ⅴ．プログラムの名称　27
 Ⅵ．スタッフのトレーニングと指導　27
 Ⅶ．参加者の選択　29
 Ⅷ．治療チームとの連携　32
 Ⅸ．開始に当たっての時間枠　32
 Ⅹ．機材と備品　32

XI. プログラムへの参加者の紹介 ———————————— 33
　　　XII. 紹介過程に関するよくある質問 ———————————— 34

第4章 コンピュータで実施する認知機能訓練課題の選択法 — 37
　　　I. コンピュータで実施する認知機能訓練課題を選択する際の系統的な
　　　　 アプローチ ———————————————————————— 37
　　　II. ハードウェアとソフトウェア，インターネット ———————— 38
　　　III. 標的となる認知機能 ————————————————— 43
　　　IV. 認知面や学習上のニーズを同定する ———————————— 47
　　　V. ソフトウェアを認知機能の各領域に沿って分析する ————— 48
　　　VI. 教育的要因と，動機づけの要因 ———————————— 50
　　　VII. 技術の進歩がもたらすこと ————————————— 57

第5章 インテークと評価 ———————————————— 59
　　　I. インテーク面接の主たる目標 ————————————— 59
　　　II. 参加者との打ち合わせ ———————————————— 59
　　　III. 評価 ———————————————————————— 62
　　　IV. インテーク面接での一般的な問題 ———————————— 67

第6章 治療計画 ——————————————————— 73
　　　I. 初めの治療計画作成 ————————————————— 73
　　　II. 治療の開始の時期を計画する ————————————— 78
　　　III. 治療期間を通じて，課題への取り組みの分析を，
　　　　　 治療計画の作成に利用する ———————————————— 78
　　　IV. 症例 ———————————————————————— 79
　　　V. 治療計画の見本 ——————————————————— 83

第7章 具体的な認知機能障害の治療方略 ——————————— 89
　　　I. 注意と作業記憶の障害の矯正 ————————————— 89
　　　II. 記憶障害の矯正 ——————————————————— 90
　　　III. 問題解決の障害の補正 ———————————————— 91
　　　IV. 学習の促進：治療者はどのように関わるべきか？ —————— 94
　　　V. 助言付き質問方略 —————————————————— 95

第 8 章　治療の各段階について　　99
　　Ⅰ．治療開始時　　99
　　Ⅱ．治療中期　　105
　　Ⅲ．治療の最終期　　113

第 9 章　橋渡し（ブリッジング）グループ　　117
　　Ⅰ．橋渡しグループとは？　　118
　　Ⅱ．橋渡しグループの段取りと構成　　119
　　Ⅲ．関心と動機づけを高める教示方法　　120
　　Ⅳ．メタ認知グループ　　121
　　Ⅱ．技能育成グループ　　130

第 10 章　困難な状況への対応　　141
　　Ⅰ．じっとしていられない参加者　　141
　　Ⅱ．マウス操作が極めて苦手な参加者　　142
　　Ⅲ．時間に遅れる・欠席する参加者　　143
　　Ⅳ．継続的なフィードバックを必要とする参加者　　146
　　Ⅴ．一つの活動のみをしようとする参加者　　148
　　Ⅵ．欲求不満への耐性が低い参加者　　150

第 11 章　プログラムの評価　　151
　　Ⅰ．プログラムの利用状況を評価する　　151
　　Ⅱ．プログラムの質の評価　　154
　　Ⅲ．プログラム評価の結果をサービス向上に役立てる　　157

付録：資料と配付物　　159

第1章 はじめに

Ⅰ．認知矯正療法とは？

　認知矯正療法とは，日常生活機能に支障を来す認知機能障害を持つ人々を対象とする行動的な治療である。**認知**とは人が情報を知覚，処理，操作し，それに対して反応できるようになることに関わる幅広い複数の能力領域を指し，しばしば神経認知機能と社会認知機能とに分類される。神経認知機能の例としては，注意，記憶，抽象的推論，処理速度が挙げられる。社会認知機能の例としては，表情認知と心の理論が挙げられる。

　矯正（*remediation*）という用語は，以前は高いレベルにあった認知機能が減退した状態であることを示唆するようであるが，必ずしもそうではない。潜在的には認知機能を有していたにも関わらず，適切に発達する機会を得ていなかった症例も存在する。認知矯正療法は，学校教育とは異なり，科学や数学といった領域に特化した知識を獲得することではなく，これらを学ぶのに必要な認知機能の獲得を目的とする。また，言語矯正や書き方教室でより効果的に指導されるような，読み書きの指導を目的とするものでもない。認知矯正療法の目的は，学校教育や職業，社会的交流，自立生活といった日々の課題をより機能的に行えるようになるための，基礎的な認知機能の獲得を援助することである。例えば，注意力の向上は，学業や家事，仕事へのよりよい集中に繋がるだろう。

　精神科リハビリテーションでは，認知矯正療法は技能訓練のための介入の1つと考えられている。認知矯正療法は，他の精神科リハビリテーション介入と同じように，一人ひとりのスキルに着目し，生活，学業，仕事，社会的環境の中で，それぞれが体験する成功や満足感の向上を支援する。人は自身が選択した目標に向かう時により努力して取り組む傾向があるため，標的とする認知機能と提供される支援は，個々のリハビリテーション目標を基に決められる。他の精神科リハビリテーションと同じように，認知矯正療法は参加者の目標と関連するその人のスキルや支援を評価し，それらをどのように強化するかを参加者と共に計画し，目標を達成するために必要なスキルや支援を獲得するために介入する協働的なプロセスである（Anthony, Cohen, Farkas, & Gagne, 2002）。

Ⅱ．なぜ精神疾患患者に認知矯正療法を行うのか？

1．重度の精神疾患は認知機能障害を伴う頻度が高い

　注意，記憶，処理速度，問題解決能力における障害が最も一般的であり，これらは，統合失調症，うつ病，双極性感情障害，アルコールや薬物依存症で認められている。認知機能障害の程度やプロフィールは，診断，既往歴，社会環境要因により異なる。統合失調症では，前駆期の段階で何らかの認知機能障害がはっきりと認められ（Bora & Murray, 2014），初回エピソードの診断時には慢性期の患者でみられるような全般的な認知機能障害が存在する。統合失調症を有する人々の約85％が認知機能検査において健常者群の85％以下の点数を示す（McCleery et al., 2014）。双極性感情障害の人々にも実質的な認知機能障害が認められるが，統合失調症と比較すると軽度である。どちらの疾患においても，複数の認知機能領域が障害される（Tsitsipa & Fountoulakis, 2015）。単極性うつ病においては，精神病症状を伴う場合に限らないが，精神病症状を伴う場合において特に認知機能障害を伴いやすく，これは言語性記憶や遂行機能でより顕著である（Zaninotto et al., 2015）。これらの認知機能障害は持続性で，単に病相に関連しているわけではない。精神医学的には安定している患者であっても，認知機能障害は依然として存在する。

　投薬治療は，統合失調症や気分障害でみられる認知機能障害に顕著な効果は示していない。統合失調症や双極性感情障害で急性の精神病状態に伴う顕著な注意障害には投薬治療が効果的であるようだが，病歴全体を通して見られるような認知機能障害は驚くほど投薬治療に反応を示さない（Keefe & Harvey, 2012；Tsitsipa & Fountoulakis, 2015）。単極性の非精神病性うつ病を有する成人では，8週間の抗うつ薬投与により気分症状が改善していたにも関わらず，認知機能障害は依然として存在していた（Shilyansky et al., 2016）。さらに，気分障害の治療で用いられるいくつかの薬剤は注意障害を引き起こすことがある。投薬量が至適範囲を超えている場合，あるいは個別的な事情で用いられている過剰処方の場合は，投薬が認知機能障害の原因となっていることがある。

2．認知機能障害は精神疾患の転帰の悪さと関連する

　注意，記憶，問題解決の障害は精神疾患患者の機能的な転帰と関連している（Bowie et al., 2008）。統合失調症では，認知機能障害は社会場面での問題解決能力の乏しさや，リハビリテーションサービスから恩恵を受けることの困難さと一貫した関連性を示している（Green, 2016）。心理社会的スキル訓練（Psychosocial skills training）は，慢性精神疾患患者を対象としたリハビリテーション法の一種であり，社会的交流や疾病自己管理，自立生活，余暇活動など基本的な生活スキルについて指導することを目的としている（Silverstein,

2000)。重度の認知機能障害を持つ患者は，このような訓練において技能を獲得することが困難である。注意と処理速度の障害により，集団場面で与えられた情報を処理することが困難となり，訓練セッションの間に示される情報や技能に注意を向け続けることができないのかもしれない（Spaulding et al., 1999）。

　認知機能障害は職場においても困難を来す（Harvey et al., 2012）。ある人の注意や記憶がライバルの85％よりも低いレベルであれば，不利な立場に置かれるのは明白である。複数の作業を同時進行させたり，優先順位をつけたりすることは，ほとんどの職業で求められる。例えば，レジ係であればレジを打ち，客の質問に答え，値引き情報を思い出し，気をそらす情報を無視して，割引券の処理を行わなければならない。その人に注意や記憶の障害があれば，職場での効率的な課題遂行は困難になるだろう。

　認知機能障害は自立生活に困難を来す。注意や記憶の障害を持つ多くの患者にとっては，住居の鍵，貴重品の保管場所，人と会う約束や予約といったことを思い出すことが困難である。問題解決に障害のある患者にとっては，物を探しやすくするような部屋の整理は困難である。また，予算枠内での支出がうまくいかない，公共交通機関をうまく利用することが難しい，軽率な決断や判断をしがち，ということがあるかもしれない。

3. 認知機能障害は精神疾患の病状悪化のリスクを増加する

　精神疾患の病状悪化は，脆弱要因とストレス要因の相互作用により発生すると考えられている。**脆弱要因**は内的要因で，生物学的，遺伝的に決定され，精神疾患を発症する素地を形成するものである。**ストレス要因**は圧倒される，あるいはコントロール不能であると経験される状況である。

　認知機能障害は脆弱要因，ストレス要因の両面を持ち合わせている。処理速度や言語性記憶の障害のようないくつかの認知機能障害は，活発な精神病エピソードの期間中にも，その合間にも認められ，統合失調症の発症リスクを持つ個人にも認められる。そのため，認知機能障害は統合失調症の素因，または発症脆弱性のマーカーと考えられている。認知機能障害は精神病の発症に至る連鎖の重要な一要因とされている。しかしながら，認知機能障害がストレスを引き起こすこともあり，このストレスが機能不全につながることもある。統合失調症のリスク状態にある，あるいは統合失調症と診断された人の処理速度の低下は入ってくる情報を理解して反応することを困難にし，現実世界で情報が殺到する状態にもがき苦しんでいる人にとってはストレスとなるだろう。他の例として，記憶障害が職場での課題遂行に影響をもたらし，雇用主から解雇をほのめかされているうつ病患者が挙げられる。そのような状況にあれば，かなりのストレスを生じ，自尊心の低下や不安をもたらし，精神症状の悪化につながりかねない。もし治療が感情面の問題のみを対象とすれば，認知機能障害は持続し，否定的な治療転帰に至るリスクが高まるだろう。

認知機能障害は，個人が考えた治療計画やリカバリー戦略に沿って行動する能力に影響を及ぼすことから，精神疾患の病状悪化につながることもある。処方どおりにしっかりと服薬をするためには，記憶や計画，注意，体系化といった機能が必要となる。もし，ある人が薬を使い切って服薬していなかったら，あるいは処方どおりに服薬することを忘れていたとしたら，症状悪化の徴候が現れるだろう。認知機能障害は，症状を管理するために役立つ行動的な方略を学ぶことを困難にする。

認知機能障害は，動機づけに対する直接的および間接的な効果を通じて，精神症状の安定に影響する。作業記憶障害を有する者は，求職のための申し込み書類を提出する，あるいは家庭や学校でやるべきことをやり遂げるといった重要な目標についても，そのために必要な手順を頭の中にとどめておくことが困難になるだろう。目の前の課題をこなすことができないと重要な行動に取り組み続けることが困難になり，実際に取り組まないことの結果として能力を高めることもできなくなるだろう。自分に能力がないという自己認識はその人の動機づけを低下させ，求職のような重要な行動を始めることが難しくなる。記憶や注意の困難のような認知機能障害があると他者に依存的になりやすく，やっても無駄だという感覚に苛まれるようになる。やっても無駄だという感覚や無力感があると，リカバリー志向の視点を持ち続けることが難しくなり，結果として精神症状の安定に支障を来す。

III．認知矯正療法を精神疾患患者に施行するタイミングについて

認知矯正療法は，認知機能障害が機能的転帰に支障をきたしていることが明白な時に行うことが望ましい。例としては，学校に通っている，あるいは学校に通いたいと思っているが注意を払うのが難しい場合や，働きたいと思っているが指示を覚えることが難しい場合が挙げられる。現時点では，有効性を検討した研究の大部分が18歳以上の重度かつ持続性の精神疾患を有する人を対象としているが，認知矯正療法は小児，青年，成人に対して施行することが可能である。

認知矯正療法が急性期治療で果たす役割も存在するが，急性期症状が落ち着き安定してきたところで施行されるのが最も望ましい。急性期においても認知機能の評価や初期段階の施行は可能であり，効果があることも示されている。認知機能障害は病気の症状であり，行動療法的な介入によって改善することを心理教育で示すことによって，患者や家族の心配を和らげることができる。しかし，入院治療期間が劇的に短縮されている傾向を鑑みれば，その間に認知矯正療法に十分な時間を取るのは困難である。認知矯正療法の目標を包括的なリハビリテーション目標と統合するためにも，認知矯正療法はリハビリテーションを目的とした環境で施行するのが望ましい。

認知矯正療法は臨床家が参加者をガイドする活動であり，この点がオンラインで広く入手

できる自分一人で行う認知機能訓練との違いである。自分一人で行うやり方で効果が得られない場合は，認知矯正療法への紹介を受けることが望ましい。ある人が自宅でインターネット上の認知機能訓練課題によって持続的に，かつ生産的に働くことができているのであれば，臨床家が指導するスタイルの認知矯正療法は必要ないだろう。しかし，自分一人で毎週数時間の実践を行うことができない場合や，他の人と一緒に学習することで効果が見込める場合は，臨床家が指導する認知矯正療法の方が好ましい。また認知矯正療法のプログラムの一部である橋渡し（ブリッジング）グループでの言葉による話し合いは，認知機能訓練課題で得たことの現実世界での活動への般化を進める。少なくとも統合失調症スペクトラム障害を有する者に対しては，独学でのインターネット上の認知機能訓練よりも，橋渡しと一緒に包括的なリハビリテーションプログラムの中で実施される認知矯正療法の方が，現実世界での変化をもたらすのに有効であることが研究で示されている（Wykes, Reeder, Corner, Williams, & Everitt et al., 2009）。

IV．認知矯正療法を施行する場所について

　認知矯正療法は一般的に長期ケアや居住施設，地域治療プログラムの中で施行される。リハビリテーションモデルが技能訓練に焦点を当てていることから，認知矯正療法はリハビリテーションプログラムの環境内で施行するのが最善である。リハビリテーション心理学では，参加者に対して統合的なアプローチを用いており，リカバリーの過程における認知，感情，環境要因の複雑な相互作用を考慮している。この観点から，認知機能障害は単なる脳機能障害の表出ではなく，生物学的要因と環境要因との相互作用の結果として捉えられる。
　リハビリテーションプログラムは技能の上達に焦点をあて，参加者が社会で適応し，自立して機能するのに必要なツールを提供することを目的としている。認知矯正療法は，参加者の認知的，社会的，感情的なニーズに対応するツールを提供する。認知矯正療法は，他のリハビリテーションと組み合わせて施行されることで，日常生活における認知・感情要因の円滑な統合を促進するのである。

V．認知機能障害を持つということはどういうことか

　あなたは高校に通学しているが，授業に出席する時はいつも気が散っていて集中することが難しい，という状況を想像してみよう。教師にはいつも注意をされ，他の生徒からは馬鹿にされ，授業の進行を妨げることについて恨まれる。与えられた資料を覚えようとするのだが，記憶力が乏しく，努力もむなしく試験は不合格である。しばらくすると，自分は愚かだと感じ始める。勉強をあきらめて，不合格が続くよりも努力をやめてしまう方がよいと決め

るかもしれない。勉強よりも仕事の方が容易だと考えるかもしれない。雇用はされても，就労後すぐに指示を忘れてしまい，上司を怒らせてしまう。早口で話しかけられ，同時に複数のことをするように依頼されるが，どれが最も重要な仕事なのか，何が最初に行うべき仕事なのかは不明瞭なままである。どうすればよいかわからず，不安で，仕事は手につかない。もし助けを求めれば批判されるのではないかと心配する。

　認知機能障害を持って生活するのは容易なことではない。外見からは正常に見える。松葉杖や車椅子を使用しているわけではないので，問題があるとは思われず，援助を差し伸べられることもない。周囲は素早く，やすやすと行動し，仕事をしているように見えるため，自分は無力だと感じ始める。無力感を持つことで，問題が起きた時の対処能力に自信を失うようになる。自身を無力だと感じることで不幸せな気分になり，他者への怒りを持つこともあるだろう。逆に，自分は有能だと感じる場合は，満たされた気分になり，人生のさまざまな問題に対処することができるだろう。

　認知矯正療法は，無力感とあきらめの悪循環を打破することで，自己効力感とエンパワメントにつながる橋を提供することができる。注意や記憶，問題解決，処理速度を要する課題で成功を重ねていくにつれて，日々の生活で自分自身のために行うさまざまな課題をこなしていく能力があることに気づくようになる。このように，認知矯正療法では認知機能を高めるのみではなく，重要な目標に取り組むための能力があることを実感させるために必要な成功体験を提供する。認知矯正療法は，リカバリーの過程における重要な一歩になる可能性がある。

第2章 認知矯正療法の原則

あらゆる治療法には一定の信念や目標があり，介入や手法の基盤となる理論的基礎がある。第1章では，精神病患者に認知矯正療法を施行する根拠について論じた。本章では，Neuropsychological Educational Approach to Remediation（NEAR）の理論的基盤と目標に焦点を当てる。NEARは精神病患者を対象として開発された認知矯正の手法である。NEARは入院施設，外来リハビリテーションプログラム，福祉入所施設を含む，多様な設定で施行され，効果が示されている。

I．NEARの目標

NEARは8つの目標を強調している。そのうちのいくつかは，短期間の目標であり，セッションの目標ともなる。別のいくつかは長期間の目標であり，治療全体の目標である。

1) 機能的予後を損ねていると同定された神経心理学的（認知）機能を向上する
2) すべての参加者に肯定的な学習経験を提供する
3) 自立した学習技能を促進する
4) 前向きな学習態度を促進する
5) 自分の学習スタイル，長所，短所に関する洞察を促す
6) 技能修得に関する効力感や自信を促進する
7) 自分の社会的，感情的な状況がいかに認知機能に影響を及ぼすかに関する洞察を促す
8) さまざまな社会的場面において，可能な限り認知機能を促進する

これらの目標が互いに関連しているという理解は重要である。例えば，学習に際して自覚，自信や積極的な態度がなければ，認知機能における大きな変化は期待できない。また，認知機能が用いられる社会的，感情的な状況を鑑みることがなければ，能力を向上させることに価値があるとは考えられない。最後に，NEARの最終的な目標は，参加者が自律的な学習者になり，リハビリテーションプログラムを必要とせず，一般的な教育的，職業的，あるいは社会的な環境で，学習を続けられるようになることである。

Ⅱ. NEARのプログラム構造

　標準的なNEARは6名から8名のグループで実施される。集団療法は運営的により効果的であるし，治療的な利点もある。グループでは参加者同士の中に連帯感が生まれやすい。それは彼らが同じ，高い価値のある学びと自己改善の活動を共有しているからである。このグループメンバー同士の連帯感は，重要な心理的ニーズを満たし，モチベーションの高まりと課題への取り組みを促進する。このようなグループ設定はまた，参加者によるリーダーシップの機会を提供する。

　NEARのセッションは同じ部屋に数人がいるという意味ではグループであるが，一人ひとりがそれぞれのニーズに特化した課題を選択して，自分のペースで行うという点で，他の多くの集団療法とは異なる。参加者同士は希望すれば一緒にセッションを行うこともできるが，一緒に行わなくてもよい。この柔軟性が社会的交流に苦労している人々にとって，理想的な状況を作り出している。

　参加者は異なる治療段階でも取り組めるように，グループはローリング・アドミッションを採用する。6人のメンバー全員のスクリーニングが終わるまで開始を待たなければならないのは，運営的にも臨床的にも利点がない。むしろ，治療者が人数を増やしていくことで，グループはゆっくりと発展していく。一人が卒業すれば，次の人が導入されてその場所を埋める。この方法によってグループは異なる治療段階の参加者で構成され，先に学んでいる人が新しく入った人を助けることができる。これは，メンター役となるベテラン参加者と，ベテラン参加者をロールモデルとする新入参加者の双方に利益をもたらす。仮にベテラン参加者が正式にメンター役を引き受けたがらない場合であっても，自分がチームの一員であるという認識が，学習センターにおける先輩としての立場を自覚させる。

　参加者は毎週少なくとも2回NEARのセッションに参加し，1回のセッション時間は通常60〜90分である。45分のセッションも可能であるが，非常に慌ただしい。2時間のセッションでは15分の休憩が必要だが，補完的な活動や，橋渡し（ブリッジング）のために言葉で議論する時間を十分に確保できる。セッションの4分の3は，それぞれにコンピュータを用いた認知機能訓練課題を行い，4分の1は橋渡しグループで，個々の活動が現実世界でどのように関連しているのかを議論するための言語セッションになる。

　参加者がNEARのセッションに入ると，最初に治療者が示す活動のリストから課題を選択してコンピュータを使って課題に取り組む。参加者は自分用に処方された詳細な課題リストが入った個人用フォルダを用意される。セッション中はこのリストの中から取り組む課題を選ぶことができる。参加者は普段利用しているかもしれないウェブサイトで提供される課題ではなく，治療者が推奨した課題を行う。多くのインターネット上の認知機能訓練課題の

パッケージは単純に課題を行うことを推奨しているが，参加者は各個人の認知機能プロフィールやリカバリー目標を考慮した治療者の推奨に従うように指示される必要がある。

　NEARにおいてコンピュータの認知機能訓練課題は非常に重要だが，NEARを定義づけるような特徴ではない。よくある誤解は，単にNEARで使用しているコンピュータの訓練課題を参加者に実践させれば，認知機能が向上するというものである。このような考え方は，NEARが理論に基づいたリカバリー志向の治療的アプローチであるという，NEARの本質的な要素を見落としている。各セッションは，慎重に作成された一連の教示スキルによって，動機づけや学習を強化するように構成されている。治療者の仕事は，この治療をより効果的に行うために，これらの教示スキルを身につけることである。

Ⅲ．NEARのセッションの風景

　一見したところ，NEARのセッションは簡単に運営できそうに見える。見学者は，参加者がセッションが始まるのをドアの外で待っている姿を見る。参加者は部屋に入り，出席簿にサインをして自分のフォルダを取り，コンピュータの前に座り（コンピュータは治療者がセットアップしている），自分が選んだ活動を始める。治療者はそこにいて，挨拶をしたり，あるいは参加者がその日から新しく始める活動を確認する。参加者は，治療者やピアリーダーから使い方を示された活動の中から自分で選択したプログラムに，各々のペースで取り組む。もし，参加者が作業記憶や注意機能のような基本的な認知機能を改善させるための課題に取り組んでいるのなら，45分間のセッションでは2～3種類の課題，1時間のセッションなら3～4種類の課題に取り組むことになる。参加者がもっと複雑な課題に取り組むならば，課題を完遂するためにより多くの時間を必要とするかもしれない。セッションに数週間参加している参加者は自分たちの課題に高度に集中して取り組んでいる。より最近に加わった参加者はあまり自主的ではなく，集中して取り組める時間は短く，スタッフのより多くの介入が必要になるかもしれない。

　60分のセッションが終わる20分前に，治療者はグループディスカッションの時間だとアナウンスする。参加者はコンピュータでの作業を終了し，フォルダを取り出してその日に行った事を書き，皆で集まって，コンピュータ上での活動が日常生活で行っている事とどのように関連しているのかについての議論に参加する。参加者は認知機能訓練課題中の，あるいは実生活における問題解決の方略を共有する。

　NEARのセッションにおける治療者の仕事には，評価，指導，橋渡しコメントの提供，観察が含まれる。ほとんどの時間で参加者は自主的に取り組んでおり，治療者はいつも同じ場所に居て注意深く，しかし，目立たずに参加者の進捗状態を監視し，参加者が助けや指導を必要としている兆候がある場合により肯定的な学習体験を促進するための準備をして待っ

ている。治療者は参加者がどのように課題に取り組んでいるのかを観察し，課題に取り組む際の参加者の能力が，リハビリテーション目標の達成にどのような影響を与えるか考慮する。各セッションは肯定的な学習体験を提供することを意図しており，治療者はこの目標を達成するために必要な介入を行う。

IV. 理論的背景

　NEAR は本質的に折衷的であり，多くの理論，援助方略から導き出されている。このセクションでは，NEAR に影響を与えた学問領域や，NEAR の理論的背景について説明する。

1．神経心理学の影響

　神経心理学と，認知神経科学の関連領域は，認知をつかさどる神経基盤と認知機能について理解するための基盤をなす。例えば，注意機能システムは，関連しつつも異なる複数の下位機能システムにより構成されている。これら下位機能システムは，総合的にネットワークとして作用する，異なる解剖学的部位によりつかさどられている。神経心理学はまた，認知機能の階層を描写し，いくつかの認知機能は他のものよりも複雑であることを明らかにしている。聴覚情報の処理（例えば，犬（*dog*）と豚（*hog*）を聞き分ける）は，単語のリストを記憶することよりも統合された脳活動が少なく，単語リストの記憶は，最も速く安全な経路を見つけるなどの問題解決の課題よりも統合された脳活動が少ない。

　認知機能障害のプロフィールは介入戦略についての情報を与えてくれる。機能的予後を制限し，病状悪化のリスクを高める機能低下は，重要な介入標的とみなされる。認知機能の階層を理解することで，まず何を標的にするかが決まる。作業記憶の障害が深刻であると複雑な問題解決課題の目標を記憶しておくことが難しくなるので，先に作業記憶に焦点を当てた訓練から取り組むとよいかもしれない。

　認知機能を矯正しようとするあらゆる試みにおいて鍵となるのは，神経可塑性，すなわち脳のニューロンが新しい状況や環境の変化に反応して活動を調整するプロセスを理解することである。認知矯正療法はすべての年齢の人が，脳機能に影響を与える精神疾患を患っている場合であっても，学習することができるというエビデンスに基づいており，この能力は行動面にも，神経可塑性にも反映される。統合失調症のように根底に神経病理的な問題がある場合においても，認知機能訓練は神経解剖学的結合の強化，補修を助け，結果として神経心理学的能力を向上させる。統合失調症患者におけるこの治療メカニズムの実証的エビデンスによれば，認知矯正療法を受けた患者では認知機能改善に関係して神経活動が変化し（Hooker et al., 2012），また灰白質体積の喪失の減速や，時には増加が報告されている（Eack et al., 2010）。

神経可塑性の生理学的理解がより進んだことで，認知矯正療法の臨床実践を洗練し，有効性を高める余地が非常に大きくなった。神経生理学的限界を克服するために脳の可塑性を利用することによって，認知矯正療法は認知機能を改善し，認知機能の日常生活スキルへの移入を促進することができる。

認知機能障害は長期にわたり頭部外傷患者の治療の焦点であり，認知機能の向上を目的として多くの課題が開発されてきた。これらの課題は特定の認知機能に単独で焦点を当てており，神経心理学モデルの影響が認められる。例えば，注意機能の矯正では，集中，符号化，素早い情報処理と反応，注意持続，妨害刺激の遮断能力が，注意機能の側面として分離され，それぞれに矯正の対象となる。これらの訓練課題は，標準化された刺激提示，反応の正確な測定，頻回のフィードバックを可能にするために，多くの場合コンピュータを用いて施行される。

頭部外傷患者のためのリハビリテーションプログラムでは，修復，代償，そして環境操作的な認知矯正アプローチが効果的であるとみなされている。

- **修復的**認知矯正療法では，問題のある認知機能領域を特定し，ドリルや練習問題を使用して直接的に修復する。修復モデルに沿って開発された介入法は一般的に段階的・階層的に障害を矯正するため，注意障害を矯正した後，問題解決や記憶のようなより高度な領域の障害を矯正する。
- **代償的**認知矯正療法では，障害のある認知機能領域を修復するのではなく，傷害されていない認知機能を発揮することで，障害のある領域を補うか，あるいは障害のある認知機能を発揮しなくてはならない場面を回避する。記憶障害のある場合は，忘れた場合に備えて体系化戦略を用いるよう指導を受ける。代償的認知矯正療法における第一の段階は，参加者が自己の認知機能障害を十分に理解しており，新たな代償テクニックを試みる動機や興味が維持できると確認することである。精神疾患患者においては，代償スキルを指導する前提条件として，段階的に自己理解を高めることが必須であるとみなされる。
- **環境操作的**な認知矯正療法とは，認知機能を最大に活用できるよう環境調整を行うことを意味する。整理用具，カレンダー，玄関口の鍵フックの使用などが，環境操作の例である。

神経心理学と認知神経科学は，対象とする認知機能障害の性質および学習の基礎となる脳プロセスについて，治療者が理解する背景を提供する。これに加えて学習と教育の理論とリハビリテーション心理学は，どうすれば技能が最もよく学習されるのかについて，またリカバリーに影響を与える多様な因子について，治療者に情報を提供する。

2. 学習理論とNEAR

　反応形成，無誤謬学習，プロンプト，モデリング，頻繁なフィードバックなどのテクニックの使用が，行動と学習理論の影響を示している。

- **■無誤謬学習**は，課題の難易度を注意深く徐々に上げることで，参加者が試行錯誤の過程を経ずに学習し，段階的に難易度が高くなる課題に肯定的な姿勢で取り組むことを可能にする。参加者は確実に成功すると判断される課題から始め，ゆっくりと難易度を高くする。NEARのモデルでは間違うことは学習の中心であり，治療者は，参加者が成功を経験する一方で，いろいろ試して失敗から学ぶこともできるような，安全な学習環境を作り出す。参加者が失敗から容易に学習しないときには（例えば，心配になる，または気が散っているために），難易度と成功度の慎重な調節が役に立つだろう。

- **■反応形成と肯定的フィードバック**は認知機能障害の介入として効果的とされている手法である。反応形成は，標的行動を設定し，最終的には標的行動を達成するために，系統立てて行動を強化するプロセスである。NEARでは，反応形成により認知機能を向上し，時間厳守，出席，課題の持続的な取り組みなどの行動を強化する。参加者はセッションに参加した回数に応じて毎週，そして最終的には毎月，お祝いの証明書が渡される。これは正の強化を伴う反応形成となる。また，問題解決の課題を行い，正解に対して賞賛を得られれば，問題解決スキルが強化される。

- **■プロンプト**は参加者が学習課題において直面する問題に対処するテクニックで，正解を教えるのではなく，正解に導く開かれた質問をするものである。プロンプトにより課題への取り組み，自信，積極的な学習スタイルが促進される。逆に，治療者が参加者に代わって課題を行い，正解を教えれば，消極性を助長することになる。

- **■モデリング**あるいは解決法の提示は，参加者がプロンプトのみでは正解に至るような学習プロセスを示さない場合に，時折必要となる。モデリングは短期目標の到達という状況においてのみ行われ，手短になされ，簡潔な言葉による説明を伴うべきである

- **■般化**は学習したスキルや行動を訓練外の状況に応用することである。学習理論はスキルの般化に関連した要因を同定している。生活上の多様な状況で標的とする行動を可能にするために，認知矯正療法の課題においては，標的とする行動は多様な状況で複数の刺激と組み合わされていることが理想的である。この理想的な状況は，例えば注意機能の訓練において望ましい反応が，聴覚的，視覚的，社会的な刺激と，多様な課題背景において組み合わされている，という状態である。複数の課題で認知機能を鍛える参加者の方が，同一課題を繰り返す訓練しか受けていない参加者と比較して，より大きな改善傾向を示す。

- **■橋渡し（ブリッジング）**も般化を促すテクニックである。橋渡しでは，セッションで習

得する認知機能と生活場面の間に，明確な関連づけがなされる。NEAR の治療者は，参加者に個別に対応する際には，あらゆる機会に橋渡しについてのコメントを提供する。これは課題のデモンストレーションをする時にも実践できる。例えば，治療者は「あなたはもっと社交的になりたいと言いました。この課題は，他の人が話しかけてきた時に，その内容により良く注意を払うことに役立ちます。このことはあなたが社交的になることを，より容易にします」と述べる。また治療者が参加者の課題上での進捗を確認する際には，「この課題の取り組みは，日常生活の中でどのように役立ちますか？」と頻繁に聞くことができる。集団療法は橋渡しを促進するのに有効である。参加者は，ソフトウェア上の課題で用いるスキルがどのように日常生活に関連しているかを議論するよう奨励される。第 9 章では橋渡しについてより詳細な情報を提供する。

3. 教育心理学と NEAR

教育心理学は，学習法，最適な学習に必要な条件，効果的に指導するための最適な戦略に関する理解に重要な貢献をした。教育心理学により，人は学習への喜びや動機づけがある時に最もよく，速く学び，情報を長く保つことが可能であることが示されている（Schunk et al., 2007）。学習への喜びは，**内発的動機づけ**と呼ばれている。内発的動機づけは，課題の遂行自体が報酬であるために課題を行う，という場合の動機づけである。内発的動機は生来備っているものであり，探求し，学習し，挑戦を求め，能力を試したいと望む要求である。内発的動機づけは，課題を遂行することにより外的な報酬が発生する時に生じる**外発的動機づけ**と対比される。

学習における動機づけの MUSIC モデル（Jones, 2009）において，教育心理学者の Brett Jones は，学習に対する内発的動機づけに寄与する心理的変数について述べている。このモデルでは，エンパワメント，有用性，成功，関心，ケアの 5 つの主要な心理学的変数を持つ単一のモデルに，動機づけに関する期待価値理論と自己決定理論（Eccles & Wigfield, 2002；Ryan & Deci, 2000）を組み込んでいる。（MUSIC は，エンパワメントの 2 番目の文字と他の 4 つの要素の最初の文字から作られた略語）。これらの 5 つの変数は，精神疾患の有無に関わらず，動機づけと認知機能訓練に影響を与えることが示されている（Medalia, Saperstein, Hansen, & Lee, 2016；Saperstein & Medalia, 2015）。

エンパワメントは自律性，選択肢，知覚されたコントロールを包含する言葉で，精神疾患を持つ参加者が学習するための内発的動機づけの全体的なレベルに寄与し，エンパワメントが強化されるとよりよい学習成果に結びつく。**有用性**，または認識された課題の価値，そして**関心**は，精神障害を有する人の内的動機づけおよび学習をサポートするうえで重要な要素である。多くの研究は，**成功**または自己認識された能力と学習との間に強い関連があることを示唆している。私たちは，参加者がセッションに参加する意欲と，認知矯正療法中の学習

効果と，認知矯正療法後の効果の維持を説明するうえで，成功に対するより大きな期待と自己認識された能力が非常に重要な要素であると考えている。**気配り**，または認知矯正療法治療者と参加者との関係の質は，精神病性障害を持つ参加者における認知矯正療法の効果に重要な影響を及ぼす。

　Jones は MUSIC モデルを開発し，現在の動機づけ研究と理論が実際の指導にどのように適用できるのかについて，指導者たちの理解を促進した。MUSIC モデルの構成要素は研究と理論から得られたものであり，学習における学生の取り組みにおいて，極めて重要と考えられている。このモデルは，セッション中に思い出しやすく適用しやすいため，NEAR 治療者にとって非常に有用である。NEAR 治療者は，目の前の参加者の動機づけを促すためにどのような要因が作用しているかを考慮し，参加者に合わせて教え方を調整できる。

　いくつかの特定の教え方は，内発的動機づけと学習に関する肯定的な態度を促進する。これらの技法はまた，学習量，学習活動における関与の深さ，自分の能力に対する自覚を増加させる。重度の精神疾患では，アパシー，失快楽症，意欲喪失はしばしば見られる症状であり，これら動機づけに関連する問題は治療参加の妨げになることから，内発的動機づけを強化するような教え方を用いることは重要である。

　内発的動機づけと課題への能動的な取り組みは，課題が文脈化され，個人化され，学習者の制御が存在する時に生じるものである（Cordova & Lepper, 1996）。**文脈化**は，学習内容を抽象的に提示するのではなく，実用的な有用性を持つものとして，日常生活上の活動と明確に関連づけて学習内容を提示することを意味する。例えば注意障害の矯正では，非文脈化された注意課題は，空白のコンピュータスクリーンに示される緑色の四角が見えるたびにボタンを押すといった内容になる。しかし，文脈化された注意課題では，横断歩道の信号への反応を模倣した課題において，歩行者としてロール・プレイを行うといった内容になる。

　個人化は，参加者が強い興味を持つトピックと一致させるように，学習活動を調整することである。例えば，ドライブが好きなのであれば，抽象的な問題解決の課題よりは国を横断するドライブ時の問題解決課題の方がずっと楽しいだろう。個人化とは，実世界の活動をシミュレーションする課題において，参加者が自分の名前でサインインしたり，役割（例えば，トラック運転手，探偵，トレーダー）を想定するなど，学習者が識別可能で独立した人物として課題に取り組むことも意味する。

　学習者の制御は，判断力を促進するために，学習課題遂行における選択肢を用意することである。記憶の訓練では，視覚記憶の課題において，難易度を調整できたり，聴覚的な刺激のようなオプションを選択できる時に，学習者の制御があるとみなされる。

　教育心理学では，さらに複数の感覚様式を用いた課題提示に関する研究が行われてきた。このような課題提示法により，複数の手段による情報処理が可能になり，学習内容がより効果的に記憶される。さらに，能動的に学習した情報やスキルを用いる機会を準備すること

も，一つのやり方である。治療者が単に記憶法を指導するだけではなく，複数の記憶戦略を要する聴覚的，視覚的，身体感覚的な記憶の訓練課題を提供することによって，記憶力の向上が期待されるのである。

4. リハビリテーション心理学とNEAR

リハビリテーション心理学は，回復の過程における，認知，感情，環境要因の複雑な相互作用を考慮した包括的なアプローチの重要性を強調している。この観点から，認知機能障害は単に神経心理学的な機能不全ではなく，社会的，感情的な認知機能不全の表出であるとみなされる。例えば統合失調症では，言語性記憶をつかさどる脳のシステムが影響されている可能性があるが，不安のような情緒面の反応もまた記憶に影響するだろう。もし社会的環境がこの不安に決定的に重要であるなら，あるいは不安の引き金になるのであれば，この人は記憶を改善する活動を試みることに対してすら，非常に消極的だろう。リハビリテーション心理学は，純粋に認知的な介入プログラムで用いられる指示的な課題よりも，相互作用的な学習プロセスを推奨する。これにより，参加者の認知的・社会感情的なニーズを考慮することが可能となり，日常生活機能における，認知要因と感情要因の円滑な相互作用が促進される。

NEARは包括的なリハビリテーションプログラムの構成要素の一つである。NEARは，参加者に必要な教育的，職業的，社会的なリハビリテーションプログラムや，病状管理や自立生活に役立つスキルを提供するためのプログラム内で用いられることを意図している。NEARは認知機能に焦点を当てるが，認知機能が作用する社会感情的な背景も重視している。治療者はNEARと他の技能訓練（例えば職業的訓練，教育）とを組み合わせることで，認知機能訓練が日常生活機能に般化される可能性を高めることができる。

リハビリテーション心理学の教えるところでは，治療者の介入は参加者のリカバリー目標に関連しているべきであり，NEARは常に2つの質問から始めることを勧めている。「これからの数カ月で達成しようとしているものは何ですか？」「注意や記憶，その他の認知能力を向上させることはあなたの役に立ちますか？」認知機能の改善は多くの経路で生じる考える「参加者を中心に据えたアプローチ」を取っていることから，NEARは本質的にリカバリー志向のリハビリテーションアプローチである。

5. 自己決定理論とNEAR

自己決定理論（Ryan & Deci, 2000）は，社会文脈的な条件と，生来の心理的要求の相互作用が，系統的な発達，ウェルビーイング，幸福感，最高の機能水準に与える影響を，性格面や動機づけの側面から研究する理論である。自己決定とは文字通り，自己の転帰や発達を決定づける要因を示す。この理論によれば，最高水準の自己発達は，内発的動機づけ，自己

統制があり，基本的な心理的要求が満たされている時に起きるとされている。

　基本的な心理的要求とは，コンピテンス，自律性，関係性を含む（先に述べたMUSICモデルの議論を参照）。コンピテンスは成功するために必要であり，自律性はコントロールを発揮するために必要であり，関係性は治療的な相互作用のために必要となる。これらの基本的な心理的要求が満たされると，人はより内発的に動機づけられるようになる。内発的な動機づけが高くなると，より多くを学び，自律性を高め，幸福感がより深くなる（Ryan & Deci, 2000）。内発的に動機づけられている人は，治療のアドヒアランスが高まる可能性も高くなる。

　NEARは特定の認知機能を向上するだけでなく，参加者を，その個人にとってベストな学習者にすることを援助する。内発的動機づけは，よい学習者を育成しかつ特定の認知機能訓練課題の効果を促進するという双方の点において，学習プロセスに不可欠であるとみなされている。教育心理学は，文脈化，個人化，選択といった，内発的動機づけを促進するような学習活動の側面を提示する。自己決定論は，学習の内発的動機づけを促進する他の方法を示す。具体的には，学習に価値を見出す集団への帰属意識を促進し，自信を持つ機会を提供し，学習環境における自律的機能を後押しするなどの方法による。

6. 来談者中心療法とNEAR

　Carl Rogersは，来談者中心療法やカウンセリング技術の開発で最もよく知られているが，教育やグループワークについても多くのことを述べている。Rogersは教育者と学生の**関係**に焦点を当て，「重要な学習の促進は，ファシリテーターと学習者の個人的関係の中に存在する特定の態度に依存している」と述べている（Rogers, 1967）。彼は，行動を引き出す学習が直接的な教授よりも効果的であるという信念の表れとして，教師をファシリテーターになぞらえている。

　NEARの治療者は，参加者と関係をつくるためのモデルとしてRogersが開発したガイドラインを使用することができる。彼は，治療者の誠意，受容，共感，伝える能力は学習を促進するための「中核条件」を構成すると信じていた（Rogers, 1951）。このモデルによれば，落ち着いており，外見をとりつくろうことなく，本来の自分で役割を果たすことができるNEAR治療者は，参加者とより一層コミュニケーションを取り，基本的な人と人として対峙することができる。参加者の感情，学習スタイル，ケアについての意見を重視する治療者は，学習を促進するうえで成功する可能性が高い。Rogersは，学習者を多くの潜在能力を持つ不完全で複雑な人間として賞賛（受諾）することについて書いており，治療者は人々が変化し発展する能力について，自信を持って信頼するよう勧めている。

　Rogersはまた，批判的にならず**共感的**に，学習プロセスに対する学生の反応を理解することの重要性について書いている。NEARの治療者は，学習プロセスをよりよくガイドし，

メタ認知について参加者と対話し，学習に対する参加者独自のアプローチを強化する目的で，この共感的理解を使用することができる。NEARの治療者はまた，希望，探求，自立を促進する態度を持つことによって，参加者が学習過程に参加する環境を作り出すためのファシリテーターとして自分自身を捉えることが奨励されている。

7. コンピュータとNEAR

　コンピュータは，学習を促進する基本的な教育原理を取り入れた学習課題を提示することが容易なために，教育システムの主要ツールと考えられる。コンピュータでは，複数の感覚様式に訴える，頻回のフィードバックと強化を与える，成功を導き自信を養成する，学習過程における周辺的な側面を制御する能力と選択権を与える，学習における喜びを促進する，そんな教育ソフトを考案することが可能である。コンピュータを用いた課題では，難易度を個人向けに修正し，知的な刺激を与えるが，フラストレーションを生じさせない程度に設定できる。訓練課題は文脈化され，標的スキルを応用する十分な機会が与えられる。コンピュータは教師と比較して，徹底して客観的なフィードバックを提供できるという利点がある。コンピュータには，機嫌の悪い日や，疲弊感，失敗への苛立ちはない。コンピュータは励ましと肯定的なフィードバックを与えるようプログラムされている。社会的に評価されるという点でも，コンピュータを用いた課題は参加者に喜ばれる。

　コンピュータは総合的な学習の場を提供し，訓練課題が学習のツールを提供する。プログラムのデザインと，基本的な教育原理が組み込まれているかどうかによって，認知矯正療法への参加が欲求不満を伴う体験となるか，また参加したい体験となるかが決まる。コンピュータ課題は大きく分けて，特異的なメカニズムと非特異的なメカニズムの二通りの方法を通じて，認知矯正の効果をもたらす。**特異的なメカニズム**とは，特定の認知機能に焦点を当てた課題の側面を指す。**非特異的なメカニズム**とは，特定の認知機能を直接的に標的とせず，スキルの習得を促進する側面を指す。非特異的なメカニズムの例としては，コンピュータ課題上で，氏名を入力し，その個人名を使って挨拶される時に見られるような個人化が挙げられる。個人化は学習促進効果を持つと考えられている。特異的，非特異的メカニズムの両方が，全体的な治療効果に必要とされている。

V．効果研究

　治療者には長年に渡ってNEARを実践してきた経験がある。治療者から見た参加者の改善，そして参加者が自らの体験について熱っぽく語った多くの報告は，治療の成功の一つの証と考えられる。治療転帰研究はNEARの有効性を検証するもう一つの重要な方法である（Medalia & Richardson, 2005）。この種の研究の目的は，参加者が学習センターで得るもの

があるかどうか，そして得られたものが日常生活に般化されるかどうかを調査することである。

　この疑問について検討した研究がいくつかある。さまざまな NEAR の効果を調べたものもあれば，プログラム全体の影響を調べたものもある。一般的に，転帰の評価領域は認知機能，精神状態から心理社会機能に及ぶ。認知矯正療法の目的は，課題遂行能力を訓練することではなく認知機能および機能的転帰を改善することであるため，独立した検査によって，あるいは現実世界での機能の変化のエビデンスによって，示された認知機能の変化を治療効果として定義した研究のみを検討する。現実世界での機能に関する尺度の中には，治療遵守，自立生活スキル，心理社会的機能，精神状態，教育的，および職業的進歩が含まれている。

1. 認知機能に及ぼす NEAR の影響

　17 歳から 50 歳の統合失調症または統合失調感情障害と診断された 40 名の参加者を対象に，待機リストを対照群に用いた NEAR の多施設無作為化比較試験が実施された（Redoblado-Hodge et al., 2008）。治療群は NEAR の 20～30 回のセッションを 15 週間にわたって受け，待機リスト群は 15 週間待ってから 20～30 回の NEAR セッションを開始した。両群とも標準治療も受けた。治療後，注意，処理速度，実行機能，言語性・視覚性記憶の遅延再生の領域で有意な改善が見られた。これらの効果は，治療終了後 4 カ月間持続した。

　NEAR のもう一つの多施設試験は，準実験的研究デザインを用いて日本で実施された（Ikezawa et al., 2011）。NEAR に 6 カ月間参加した統合失調症または統合失調性感情障害患者 51 人の認知機能の改善量と，6 カ月間隔で 2 回の検査を受けた 21 人の対照患者の変化量を比較した。NEAR プログラムは，1 週間に 1 時間のコンピュータセッション 2 回と，週に 1 回 30～60 分間の橋渡しのための言語セッションで構成された。認知機能は日本語版 Brief Assessment of Cognition in Schizophrenia（BACS-J）で評価された。NEAR 群は対照群と比較して，全体的な認知機能，言語記憶，作業記憶，言語流暢性，注意，および処理速度において有意な改善を示した。効果サイズは小から非常に大きい，という結果であった（d=0.28～1.01）。この研究は米国の NEAR（NEAR USA）で使用されているものとは異なる認知機能訓練課題を使用し，米国とは異なる文化である日本においても NEAR が有用である可能性を示した。NEAR の原則と一致する認知機能訓練を選択することに注意を払い，治療者は NEAR の正式な訓練を受けていた。

2. 注意

　比較対照群を設定した研究で，統合失調症入院患者が 18 セッションの注意トレーニングの後に，Continuous Performance Test（CPT）で有意な改善を示した（Medalia, Aluma,

Tryon, & Merriam, 1998)。対照群は CPT で有意な変化を示さなかったが，注意機能の矯正療法を受けた患者群は有意な変化を示し，その改善は対照群よりも有意に大きかった。その際の注意トレーニングでは Orientation Remediaton Module（ORM）と呼ばれるコンピュータパッケージが用いられたが，参加者はより視覚的に魅力のある学習ソフトウェアを好むので，現在は NEAR ではめったに使用されていない。しかし ORM は，研究結果が示すように，よいトレーニングパッケージには違いない（Ikezawa et al., 2011；Redoblado-Hodge et al., 2008）。

3. 問題解決

慢性期の統合失調症と統合失調感情障害の入院患者を対象とした比較対照研究では，ソフトウェアプログラム（Where in the USA is Carmen Sandiego?）を用いた参加者によい影響が確認された。10 セッションの治療を受けた参加者群は，自立生活のための問題解決技能を評価する転帰指標において，ソフトウェアを使用しなかった参加者群よりも有意な改善を示した。この研究で使用された転帰指標は Independent Living Scale（ILS）であり，社会生活をうまく行うために，十分な問題解決技能があるかどうかを評価する半構造化面接を用いたものである。たった 10 セッション，ソフトウェアに取り組んだだけで，有意な変化が認められた。対象者は「Carmen」が好きで，研究終了後も継続することを望んだ。すなわち，彼らにとって内発的動機づけが生じる活動であったことを示唆している（Medalia, Revheim, & Casey, 2001）。

別の研究では，先ほどの研究で認められた改善が維持されるかどうかを検討した。「Carmen」ソフトウェアに 10 セッション取り組んだ参加者が，その後 4 週間認知矯正療法を受けずに ILS を用いた再評価を受けた。「Carmen」問題解決矯正療法を受けた群の改善は，4 週後も維持されていることが明らかになった。「Carmen」問題解決矯正療法を受けなかった参加者群は，ILS の再評価でも同様に改善は見られなかった。これらの結果は，問題解決技能に関する訓練技法の利点についてのエビデンスを示し，内発的動機づけと包括的な問題解決方略が促進されることを示唆するものである（Medalia, Revheim, & Casey, 2002）。

さらに，平均在院日数が 14 日間であるような精神科病棟の急性期患者を対象に行われた研究がある。対象の一部は統合失調症であり，その他は双極性感情障害の患者を含んでいる。急性期患者における短期間の矯正療法の効果を評価するために，一群は問題解決技能の改善を目指して「Carmen」ソフトウェアによる訓練を 6 時間受けた。対照群は，「Mavis Beacon Teaches Typing」という問題解決を要しないソフトウェアに取り組んだ。「Carmen」を使用した参加者群は対照群よりも，言語問題解決テストで有意な改善を示した。この結果は，急性期患者では言語問題解決に関する障害は，短時間の介入に反応することを示唆するものである（Medalia, Herlands, & Baginsky, 2000）。

4. 記憶

　記憶障害は精神疾患患者に共通するものであり，NEAR は統合失調症および双極スペクトラム障害を有する人々に有効であることが証明されている。しかし，記憶機能を単独で訓練することはあまり効果的ではない。このことは，慢性期の統合失調症または統合失調感情障害の入院患者を対象とした一つの研究で確認されている。その研究は記憶能力を向上させるために開発されたソフトウェアプログラムを 25 分間，週に 2 回，5 週間行ったものであった。対照群の患者は記憶改善の認知矯正療法を受けなかった。

　記憶機能の矯正を受けた参加者は訓練課題で成績が向上したにもかかわらず，評価尺度として実施された記憶検査での改善には結びつかず有効性は確認されなかった。般化の失敗の理由としては，治療が焦点化され過ぎ，介入が短期間過ぎたことが考えられる。注意や体制化戦略などいくつかの認知機能は，記憶改善を強化する。改善が必要な唯一のスキルが記憶であっても，より広範囲に及ぶ総合的な矯正アプローチが有効であるかもしれない（Medalia, Dorn, & Watras-Gans, 2000）。

　完全な NEAR プログラムを使用した多施設無作為化比較試験では，NEAR の 20～30 回のセッションに参加した参加者は，言語記憶と非言語記憶の遅延再生において有意な改善を示した（Redoblado-Hodge et al., 2008）。この研究の参加者は，注意，処理速度，作業記憶，組織化，問題解決，および記憶の認知機能を高めるために，複数の認知機能訓練課題に取り組んでいた。日本の NEAR の研究では，6 カ月間の幅広い認知機能訓練によって言語記憶が有意に改善し，大きな効果サイズ（d=1.01）が確認されている。

　大うつ病性障害患者に対する，待機リストを比較対照とした試験では，週 2 回の NEAR を 10 週間受けた参加者群は，NEAR セッションを受けなかった対照群よりも記憶の記銘および保持の検査においてより大きな改善を示した。この間，気分の症状は安定していた（Naismith et al., 2010）。初発エピソードの大うつ病性障害と精神病患者を対象とした無作為化比較試験では，週 2 回の NEAR を 10 週間受けた参加者群は，通常治療を受けた対照群よりも学習と記憶において有意に大きな改善を得ている（Lee et al., 2013）。

5. 処理速度と反応時間

　コミュニティベースの効果研究から，NEAR は職業場面で使用される処理速度を向上させるというエビデンスが示されている。Choi and Medalia（2005）は NEAR の 26 回のセッションの前後に，Minnesota Clerical Test（MCT）を受けた統合失調症および双極スペクトラム障害の外来患者 48 人を追跡した。MCT は，処理速度と持続性注意を必要とする作業の速度を測る検査であり，近似的な職業機能測定検査であり，神経認知機能検査である。グループとして，48 人の参加者が MCT の大幅な改善を示し，NEAR の 26 回のセッションが処理速度と持続性注意を改善させることを示している。

前述の注意訓練の研究（Medalia et al., 1998）では，治療群の参加者は18セッションを通じて反応時間に有意な改善が認められた。参加者が訓練に用いた ORM は，注意の訓練課題であるが，反応時間の要素も多く併せ持っている。日本における NEAR 研究（Ikezawa et al., 2011）の参加者では，NEAR によって処理速度と運動速度が有意に向上した。効果サイズは処理速度では小さく（$d=.28$），運動速度は中程度（$d=.41$）であった。

6. 精神症状に及ぼす NEAR の影響

いくつかの無作為化比較試験から NEAR は，精神症状に対する中程度の効果サイズの肯定的な効果を有している。Medalia らによる研究（2000）では，6回の NEAR 訓練によって，自己記入式の精神症状に対処する能力尺度と看護師による包括的な精神病理学的評価において有意な改善が得られることが確認されている。

慢性期の入院患者に対する別の無作為化比較試験（Bark et al., 2003）では，10セッションの問題解決訓練を受けた精神疾患の入院患者が，Positive and Negative Syndrome Scale（PANSS）の陽性，陰性，および精神病理の下位尺度で有意な改善を認めた。なおこの研究において両群で開始時の群間差は有意ではなかった。

ある治療比較対照研究では，注意の改善を有意に示した慢性期統合失調症入院患者について，簡易精神症状評価尺度（BPRS）に関しても，対照群より有意な改善を示したことが明らかになった（Medalia et al., 1998）。BPRS は精神症状と感情症状の程度を評価し，18 の症状および行動から構成されており，それぞれは7段階の重症度で評価される。BPRS は精神疾患患者の治療反応を評価するために，比較対照臨床試験でよく用いられている。

7. 心理社会機能に及ぼす NEAR の影響

いくつかのコミュニティベースの効果研究と無作為化比較試験において，NEAR が心理社会機能の評価尺度に及ぼす影響が検討されている。Redoblado-Hodge らによって実施された多施設無作為化の，待機リストを比較対照とした試験（2008）では，15週間で20～30回の NEAR セッションに参加した患者の Social and Occupational Functioning Assessment Scale（SOFAS）が有意に改善したと報告している。

Revheim et al.（2001）は，Intensive Psychiatric Rehabilitation Treatment（IPRT）プログラムの一部である NEAR に登録された，さまざまな診断の外来患者87名について，介入の効果を検討した。NEAR を受けなかった参加者は IPRT の治療プログラムへの出席は60％であったのに対し，NEAR を追加で受けた参加者は IPRT の定期的な治療プログラムへの参加が82％であったことが確認された。さらに，NEAR を受けた IPRT 参加者の88％がすべての IPRT 目標を達成したが，NEAR を受けていない IPRT 参加者ですべての IPRT 目標を達成したものは5％であった。精神科再入院率は，NEAR 参加者で10％，NEAR セッ

ションに参加しなかった IPRT 参加者で 22％であった。これらのデータは，NEAR への参加が全体的な治療への参加，治療目標を達成する能力，および再入院を回避する能力を改善させることを示唆している。

　Medalia et al.（2003）は，ホームレスのための支援的住宅施設に住む重症で持続的な精神疾患を持つの 27 人の参加者に NEAR を実施し，6 カ月後に 52％の参加者が general educational development（GED）（訳注：GED：General Educational Development の略。米国メイン州の教育省が実施している大学入学資格検定試験）を得るための教育プログラムに登録され，22％が職業訓練を開始した。これらの参加者は以前は職業または教育サービスを継続することに成功していなかったため，NEAR プログラムへの参加が機能的転帰の改善を促進させることを示唆している。

　Choi and Medalia（2005）は，NEAR の訓練を 26 時間に受けた統合失調症および双極スペクトラム障害を有する 48 人の外来患者の治療前後の Work Behavior Inventory（WBI）スコアについて検討した。WBI は，34 項目の観察者評価の尺度であり，就労の成功に不可欠な仕事関連の行動を測定する。この研究では，参加者は職業関連行動を有意に改善させ，NEAR セッションへの参加が職業関連行動に効果をもたらすことが示唆された。

　Lee et al.（2013）が実施した大うつ病および精神病の初回エピソードを有する外来患者の無作為化比較試験（2013）では，NEAR が心理社会機能に及ぼす影響についても検討した。週 2 回，10 週間の NEAR を受けた参加者は，対照群と比較して SOFAS で測定された心理社会機能が有意に大きく改善した（Birchwood, Smith, Cochrane, Wetton, & Copestake, 1990）。これらすべての研究は，NEAR への参加が認知機能と心理社会機能の両方に影響を与えることを示している。

第3章 認知矯正療法のプログラムのセットアップ

　認知矯正療法のプログラムは，幅広い精神保健リハビリテーションプログラムの中で行われることによって，最もよく機能する。他の精神科リハビリテーションの治療介入と同様に認知リハビリテーションは，利用者が志向する生活，学習，仕事，社会的環境において，彼らが成功と満足を体験する可能性が高まることを狙っている。リハビリテーションプログラムの一環として認知矯正療法を提供することによって，特定の認知機能や支持的介入を個人の全体的なリハビリテーションゴールに結びつけることがより容易となる。

　参加者の他の側面についてのケアが保証されて初めて，認知矯正療法士（Cognitive Remediation Specialist：CRS）は認知の改善という課題に集中することができる。すなわち，認知以外の重要な臨床的問題が存在する場合でも，その問題は別の機会に対応されると知ることで，参加者と治療者が認知の問題に集中する治療空間が準備されるのである。職場では就業時間中は仕事に集中し，個人的な問題を持ち込まないように求められるのと同様に，認知矯正療法の参加者は，他の問題をいったん棚上げして，認知の改善という課題だけに集中することを求められる。こうしたことは，CRSが他の臨床スタッフと協調して遂行する包括的な治療計画があって初めて成し得ることである。

　認知矯正療法のプログラムを行うにあたっては，参加者，物理的な空間，スタッフ，時間，予算，コンピュータとインターネットへの接続，リハビリテーションプログラムへの関与とサポート，および管理運営が必要となる。重要なことは，認知矯正療法のプログラムを実行する人が少なくとも1名おり，その1名はプログラムだけに専念できる時間を割り当てられていることである。1名のスタッフが週に20時間かかわることができれば，1グループ6名で全員が週2回参加する状況を想定すると，36名（6グループ）に対応することができる。36名のスケジュールは**表1**のようになる。

　グループのための準備をする，記録をつける，新規の参加者のインテークをする，新しい製品や活動の情報を収集してプログラムを発展させる，といった活動のための時間がCRSには必要である。初心者がプログラムを担当する場合は，この治療に詳しい治療者の指導を毎週受けることが必要となる。一般的な新規プログラムと同様，管理面におけるサポートは重要である。貴重な時間を無駄にしないため，備品，消耗品，場所に関する問題は迅速に対処されるべきである。

表1　スケジュール

時間	月曜	火曜	水曜	木曜
10:00～11:00	グループA		グループA	
11:00～12:00	グループB	グループC	グループB	グループC
13:00～14:00	グループD		グループD	
14:00～15:00	グループE	グループF	グループE	グループF

Ⅰ．治療環境設定

　認知矯正療法プログラムの治療環境設定は，集まる参加者の層，治療目標，および実際の治療の本質的な部分に影響するため，大変重要な問題である。認知矯正療法のプログラムは多様な治療環境で実行可能である：入院／外来，急性期／慢性期，司法関連，刑務所，学校精神保健プログラム，重複診断（アルコールもしくは薬物依存と精神病を合併している場合），物質乱用センターなど。より広範囲な治療環境設定に際しては，うまく適合するように調節する必要があり，プログラムの目標もそれに応じて変化することがありえる。

Ⅱ．備品および道具

　十分な空間はプログラムの発展に必須であるが，多くの治療環境において貴重な資源であり，他の用途と競争しなければ入手困難な場合もある。一度に6名の参加者が参加する場合，認知矯正療法のプログラムを実行するためだけに，最低150平方フィート（約13.94平方メートル）の部屋が必要である。より大きな部屋は望ましいが，圧倒される程の大きな部屋は不適切である。プログラムの進行中は，参加者以外の人がその空間を使用すべきでないし，いかなる理由があろうとも出入りを禁ずるべきである。部屋は静かで，視覚的に邪魔になる刺激も除いておくべきである。例えば，消防署が目に入るような部屋は避けなければならない。窓のない部屋は，十分な換気さえ保たれれば問題ない。書かれたものを読んだり，コンピュータを扱ううえで十分な照明が必要である。

　家具としては，複数のコンピュータを乗せられるだけのテーブルか，個別のコンピュータステーションが必要である。ステーションの敷居は低いほうがよく，敷居がなければよりよい。間仕切りされ，他のブースを見ることができないコンピュータステーションは避けなければならない。このような状況は利用者を孤立させるし，学習センターは共有の空気を促すことを狙うものだからである。コンピュータの周囲にはメモをとり，書類を置くのに十分な

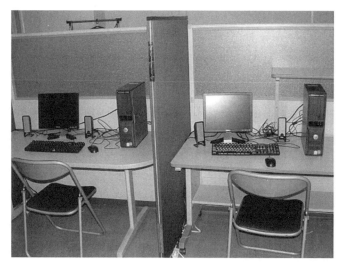

図1 よくデザインされた学習センター

机上の場所が確保されていることが重要である。治療スタッフは，自身の机とコンピュータ，それにキャスター付きの椅子を必要とする。各コンピュータステーションには，コンピュータを扱うのに適切な高さの椅子が必要である。若年者を対象とする場合には，キャスター付きの椅子に座らせるべきでない。その他の家具としては，参加者の記録を保存するための書類キャビネット，ソフトウェアやその他の本のための本棚（あるいは書類キャビネットであれば，書類と同じ引き出しに保管してもよい），参加者が自分の作業ファイルにアクセスしやすいように，個別のファイルを収納できる壁掛けの書類フォルダか，書類キャビネットなどが必要である。掲示板，コンピュータディスクの収納，カレンダー，大きな据え置きのホワイトボードか黒板も必要である。それ以外は，壁にはあれこれ置かない方がよい。壁は明るい色が望ましい（**図1**はよくデザインされた学習センターの例である）。

　認知機能訓練課題を提供するサイトにアクセスできるインターネット接続はプログラムのために必須である。多くの治療センターがセキュリティーブロックを備えた，一元化されたインターネットサイトへのアクセスに苦戦しており，サイトへの接続可能性の問題には細心の注意が必要である。地域の情報技術（Information Technology：IT）チームは，各施設に固有の問題のトラブルシューティングに役立つ。施設の一部門として活動している場合については，インターネット上の認知機能訓練課題へのアクセスのために，組織のIT職員に関わってもらう必要があるかもしれない。

Ⅲ．コンピュータの購入

　コンピュータは認知矯正療法プログラムの中心的役割を果たすため，この備品には上手に

投資することが重要である。コンピュータはインターネットに接続できることが必要で，使用するソフトウェアに対応しているかを確認することが大切である。ディスクタイプのソフトウェアは CD-ROM ドライブ，ソフトウェアに適合するビデオカード，適合するサウンドドライバーとスピーカーが必要である。大半の CD-ROM のソフトウェアは，通常ハイブリッドで，Windows, Macintosh 双方に問題なく対応する。インターネットと CD-ROM のどちらを使用するかにかかわらず，各コンピュータにスピーカーとヘッドフォンが必要である。カラープリンターも必要で，すべてのコンピュータとネットワークで接続されているとよい。モニターは大きい方が見やすいので，17 インチを推奨するが，15 インチでも問題ない。

　最高の処理速度を持つハードウェアを購入することやメモリーのアップグレードも推奨される。コンピュータ技能の急速な発展を考慮すると，3，4 年毎のコンピュータの買い替えを想定することは合理的だが，十分な処理速度を備え，メモリーを増量できるオプションを持たせることによって，絶対に必要な条件ではなくなるだろう。持ち運びが必要な場合は，ノートパソコンやタブレットを使用することもできる。この場合，タッチパッドの使用が難しい参加者のために，マウスを用意することが役に立つ。振戦がある人のために特別にデザインされたマウスを 1 つ用意することも賢いやり方である。

IV. ソフトウェア・ライブラリーを始める

　ソフトウェアを使用する予定なら，参加者の多様なニーズに合わせて，広範な難易度，内容や活動性レベルをカバーするために，最低でも 25 種類の課題を含む，12 種類のソフトウェアを購入しておく必要がある。ほとんどの治療プログラムはインターネット上の認知機能訓練課題を選択しており，選択の中心は，どのようなパッケージへのアクセスをいくつ購入するかである。パッケージの中には，提供される課題が非常に少ないものがある他，プログラムのアップグレードや，新しい課題の追加がなされる程度にも幅がある。第 4 章では，これらの判断をどのようにするかについて，ガイドラインを提供する。

　最初にソフトウェアを購入するための予算に加えて，アップグレードや新たに購入するためにかかる毎年の予算を確保しておく必要がある。この領域での進歩についていくためには，ソフトウェアやパッケージの購入や変更を毎年行うことになるだろう。プログラムが拡大してより多くの参加者やより多様なニーズに応えるようになれば，より多くの課題や，ユーザーアカウントの購入を可能にするために，予算の拡大が必要となる。会社によってはユーザーライセンスが譲渡可能な場合があり，参加者がグループへの参加を中断した場合に役に立つ。

V．プログラムの名称

　認知矯正療法のプログラムの名前は，参加者がそこに所属したいと思えるような魅力的なものにする必要がある。肯定的な帰属意識は満足感を促進し，自己決定感と内発的動機づけを強化する。参加者の意欲が高く，プログラムの効果を知りたいという気持ちが強まれば，より多くの利益を得ることができ，より早く学習することが可能となる。「**認知矯正療法**」といった用語は，専門的で機械的な響きがあり，参加者に矯正すべき問題があるといった意味を含んでおり，決してよいものではない。「**学習センター**」はより魅力的な用語であり，社会で価値が高いと捉えられている側面（学習）を強調する意味がある（例えば，「フィットネスセンター」と「体重減少センター」とであれば，どちらに所属したいか考えてみるとよい）。このマニュアルでは認知矯正療法のプログラムの呼称を「学習センター」とする。他のうまい名称としては，「ブレインジム」「よく考えるプログラム」「認知機能グループ」などがある。

VI．スタッフのトレーニングと指導

　精神疾患患者を対象とした認知矯正療法を正式に教える学校が存在するわけでもなければ，訓練を受けた専門スタッフのグループが唯一無二のものとして存在するわけでもない。心理士や作業療法士は，密接に関連する領域について講義や実習型の訓練を受けている。その他の精神保健従事者も関連する経験や知識の基本は備えている。現時点では認知矯正療法は，ワークショップに参加するか，極めて個人的な学習を通して経験を積んだスーパーバイザーから教わる技法である。将来的には認知矯正療法が大学院で指導されるかも知れないが，セラピーや教育と同様，実習型の訓練によって初めて修得される技法である。

　基礎的な知識は臨床で認知矯正療法を実践するうえでの強みとなるが，その他の要因，例えば治療者の人格や対人技能も同様に重要である。系統立てた物事へのアプローチができること，規則に過度にとらわれたり支配的にならないこと，人がいかにして学習するかに興味や好奇心を持ち，批判的にならずに観察し，他者の自立支援に献身的であること，などは認知矯正療法の専門家として好ましい素因である。「生まれつきの教師」とか「生まれつきの聞き上手」といった，このような仕事にうってつけの資質を備えた人材が存在することもある。

　認知矯正療法の専門家の採用にあたり，一定の基本的なガイドラインが提唱されている。治療者が認知矯正療法の専門家として独立することを期待する場合には，スーパービジョンを継続する場合に比して，より高い教育水準が必要である。一般的に，プログラムを自ら運

用できるようになることを期待するならば，少なくとも精神保健領域の修士号の取得は必要であるし，経営上の理由から精神保健の専門家の資格が必要である。臨床心理学やカウンセリング心理学，精神医学，ソーシャルワーク，精神保健カウンセリングに関する正式な教育は，正常・異常心理学や精神障害の治療の基礎知識を形成するうえで重要である。

特別教育や作業療法に関する正式な訓練は，精神科における実習経験と組み合わせることで，CRSの業務に関連する知識の基盤を提供する。作業療法士は，認知機能障害のリハビリテーションに関して高いスキルを持っており，伝統的にこうしたスキルを頭部外傷患者に応用してきた経緯がある。残念ながら米国では稀だが，多くの国において作業療法士は精神医療の現場で働いており，認知矯正療法を提供するのに適任である。治療者として精神保健領域の素養をもっているかどうかにかかわらず，精神疾患の神経心理および認知機能障害が日常生活機能に与える影響については，正式に教えられる機会が少なく，最も必要とされるであろう訓練プログラムである。

学習センターのアシスタントであるジュニアスタッフは，それほど厳密な教育背景を必要としない。彼らは個人，グループのいずれのセッションもこなせるが，週1回のケーススーパービジョンや，治療計画およびその遂行の方向性に関する指導を受ける必要がある。大学卒で精神保健に従事した職歴があれば望ましい。教育あるいは特殊教育の訓練歴は有用である。治療者はウェルネスやリハビリテーションモデルへの志向性を持ち，人の学習能力に対して強い敬意を持っていなければならない。

認知矯正療法を始める前に新たに必要となるトレーニングがある。治療者は，人がいかにして学習するのかについての知識と，慢性精神疾患を持つ人における一般的な認知機能障害，およびそれが日常生活に与える影響についての知識を得なければならない。認知矯正療法の理論的基盤は説明されているべきであり，認知矯正療法と他の治療法との相互作用について理解しなければならない。関連知識の習得に加えて，コンピュータを用いた認知機能訓練課題の経験を積まなくてはいけない。CRSは，参加者に治療を適用する前に数週間程度をかけて，コンピュータを用いた認知機能訓練課題と言語セッションでの議論に慣れる必要がある。コンピュータの操作や，インターネットやソフトウェアへのアクセスに関する問題を解決する力は必要であるが，エキスパートである必要はない。実際，賢明な治療者は，自分が知らないことを率直に認めることや新たな技能を学習することによって参加者のモデルとなることの価値を知っている。必ず誰か――おそらくは参加者の中に――コンピュータの専門知識を持っている人がおり，彼らは他人に教えることで喜びを得るものである。新しい認知機能訓練課題や，橋渡し（ブリッジング）グループの課題について訓練し，その課題を認知矯正療法に活かすさまざまな方法に通じることができるよう，定期的に時間を確保することは重要である。

とりわけ認知矯正療法のプログラムの開始時には，上級の専門家による十分な指導が必要

である。最初に約1週間の集中訓練がある。スタッフは，コンピュータや課題，インテーク，日常業務について学ぶ。また認知矯正療法がより大きなプログラムの一部として行われる場合には，治療プログラム内にある業務と他の治療プログラムについて，学ぶ必要がある。認知矯正療法のスタッフばかりでなく，その他のスタッフも，適切な参加者の紹介をしたり，参加者に対するプログラムの効果について現実的な予想を立てられるように，この新たな治療法についてよく知る必要がある。

こうしたことは，インサービス（社内研修）やオープンハウス（見学会）などを用いて，嘱託職員に認知矯正療法を実際に体験してもらうことによって実現可能である。認知矯正療法のプログラムと関連させて就労や教育の支援プログラムを実施する場合，職業または教育のカウンセラーやジョブコーチは，認知機能の評価について訓練を受ける必要があるかもしれない。安定期に入るまでに数カ月を要するし，新たなプログラムが，参加者が受けているその他の精神保健サービスと緩やかに統合されるまでには1年以上を要する。

精神療法の訓練と同様，認知矯正療法の訓練を始めて1週間で，治療者が日常の訓練で生じる問題に対処できるようになると考えるのは非現実的である。CRSが自立して治療を行えると感じるまでは，スーパービジョンが毎週行われるべきである。訓練を積んだ評価者が治療が忠実に行われているかを評価することは，効率性を高め，パフォーマンスを繰り返し測定し，スーパーバイザーとの議論の客観的な基盤を提供する，優れたやり方である。**様式3.1**（付録参照）は，治療遵守の評価スケールの例である。治療者が能力を高めるにつれてスーパービジョンは徐々に頻度を減らし，例えば隔週から，1カ月に1回になり，最終的にはその必要はなくなる。

初心者にとって，上級治療者が導入からセッションを実行するまでの過程を観察することは有用である。上級治療者が治療計画を立てて実行に移すのを見ると，初心者は自分がその過程を行うことに対する不安を減らすことができる。さらに上級治療者は，認知矯正療法が組み込まれる治療プログラム全体における，回避しがたい「システム」の問題への対処においても支えとなってくれる。この点に関しては，治療プログラム全体の監督者と認知矯正療法の治療者が定期的な会議を持つなど，管理運営スタッフと頻繁に話すことは重要である。そうすることによって，よりスムーズなサービス提供が可能となる。

VII. 参加者の選択

認知矯正療法のプログラムNEARは，一定基準で選択された人を対象としたものである。プログラムはさまざまな問題を抱えるグループに適応されるが，そのグループは共通する特徴を持つ。プログラムが成功するか否かは，治療が適切な問題に対して適応されるように，注意深く参加者をスクリーニングすることにかかっている。とくに初心者の治療者は，扱う

問題に対して十分に慎重であるべきである。治療者のレベルが高くなれば，参加者の選択基準はより柔軟なものとなりうるが，最初は下記基準を厳密に適用すべきである。

1) 年齢は 13〜65 歳
2) 知的レベルは境界域以上（IQ > 70）
3) 読み取りレベルが小学 4 年以上
4) 現時点で物質およびアルコール乱用者でないこと
5) 何らかの中毒における解毒から 1 カ月以上経過していること
6) 過去 2 年以内に頭部外傷歴がないこと
7) セッション中に座っていられるくらい精神状態が安定していること

　こうした基準は，経験，実証的な効果研究，神経心理学および発達理論から導き出されたものである。リハビリテーションプログラムの基本原則を上記基準以外の人達，例えば若年者あるいは年長者，に適用することは可能であるが，プログラムに修正を加える必要がある。この基準は比較的緩いもので，いくつものサブグループが生じるため，実際にはそれぞれのニーズに応じて個別の治療計画を立てる必要がある。

　こうした基準を用いる理由として，最大限の治療効果を得るという期待が挙げられる。13歳以下の子供は，より年齢が高い人たちと較べて学習方法が異なっており，特別な指導技術が必要である。青年期の人たちも同様に特別な学習上のニーズを持っているが，必要な修正の度合いは小さい。精神疾患によって，青年期の人が本来持っていた機能が著しく低下する場合がある。研究によって統合失調症のハイリスク，または前駆期と考えられる青年期の当事者の神経心理テストのスコアの低下が，繰り返し示されている。うつ病や双極性障害のような感情障害を持つ青年期の当事者でも，学校，社会，職場での機能に影響する認知機能の障害はよくある。

　年齢の上限設定も通常発達的な問題を反映するものであるが，65 歳の設定は加齢変化に伴う自然な機能低下を考慮したものでもある。活発な心的活動を維持し，認知機能を要する活動に従事することは，年長者にとって大変重要であるとのエビデンスもいくつか認められる。したがって，認知矯正療法が高齢者によい効果をもたらす可能性はある。しかしその場合でも，ニーズに合わせてアプローチの仕方を修正する必要がある。こうした修正については，本マニュアルでは取り扱わない。

　推奨される IQ の制限は，参加者を紹介してくる人達にしばしば驚かれる点である。認知機能障害を持つ人達を対象としたプログラムであることを考えると，治療者は精神遅滞や重症の発達障害を持つ当事者を紹介しようとするかもしれない。こうした人達のニーズは，正常に近いペースで学習できる認知機能を持つ人達のニーズとは異なるため，プログラムに適

切であるとは言い難い。精神遅滞の当事者は全般的な認知機能障害を示し，認知発達を最善のやり方で強化するためには，異なる教示方法が必要である。彼らは，もっとゆっくりと学び，より多くの反復を必要とする。ある状況から別の状況への般化を期待されるよりはむしろ，課題のトレーニングをされた方がよく，結果的に低いレベルで限界点に達する。私たちが提示する認知矯正療法は，生まれつきの知的レベルが境界から正常範囲内の人達を対象としたものである。

　読み取り能力を小学4年以上のレベルに制限することによって，重症の失読症や精神発達遅滞の人達は除外される。小学4年のレベルであっても学習障害を持っている可能性はあるが，プログラムによって効果が得られるレベルには達しているといえる。成人や青年が興味深いと思うようなソフトウェアは，最低小学4年の読み取りレベルが要求されるものがほとんどである。読字障害は日常生活を妨げる重大な問題だが，認知矯正療法のプログラムは，読み取り能力をつけることを目的としていない。ほとんど，あるいはまったく読めない青年あるいは成人に対しては，専門家による指導や，読み能力矯正のための特別なソフトウェアが適切である

　物質・アルコール乱用者で，解毒を実施してからの時間や現在も使用しているか否かといった選択基準は，臨床資源の無駄遣いを回避するためのものである。物質やアルコールからの解毒治療の途中にいる当事者は，認知機能に焦点をあわせるのに適切な身体的状態にはない。また，解毒を開始した直後にみられる認知機能障害は，3～6週のうちにある程度自発的に改善するものである。例えば，解毒して4週間も経てば消失するような注意の問題を示す場合もある。どの認知機能領域を標的にすべきかを正確に把握することは，状態が安定するまでは困難である。解毒期間においても，認知機能の改善を促すために認知リハビリを適用してもよいかもしれないが，長期間持続する認知の問題が明らかになって初めて認知機能障害の治療を適用するのも，合理的な考えである。薬物やアルコール乱用が認められる人に認知矯正療法を行うのも，持続する障害が何であるかを評価できないために，ほとんど益はない。しかし，必ずしも時々再発するような物質乱用者をプログラムから除外すべきであるという意味ではない。精神疾患患者において，再発は稀ではなく，セッションを再構成するか，ある程度落ち着くまで中断することによって対処することが可能である。

　精神疾患患者は認知機能障害を生じるような神経学的な障害を併発することもある。頭部外傷や，多発性硬化症などの中枢神経疾患を伴う場合もある。神経疾患患者における認知機能障害に対するアプローチは精神疾患に対するそれとは当然ながら異なる。その障害，過去の学習経験，さらには疾患の経過はかなり異なるものである。頭部外傷患者に対する認知矯正療法のプログラムの多くには，持続性の精神疾患患者への治療で生じる問題への対処は含まれていない。しかし，こうしたプログラムはそれぞれ専門分化されており，頭部外傷をおった精神疾患患者は，精神医学的観点から比較的安定している場合は，頭部外傷患者のた

めの認知矯正療法のプログラムに参加することで多くを得ることが可能である。しかし，経過とともに，患者は安定し，その障害に適応するようになるため，プログラムから得られる部分も少なくなる傾向にある。その時点では，精神障害に伴う認知機能障害を治療目標とするプログラムからより多くを得られるようになる場合もある。

VIII. 治療チームとの連携

いったん治療が開始されてからは，紹介元の治療者にその紹介が適切であったか否か，治療目標，進行状況についてフィードバックする必要がある。そのために最もよい方法はスタッフ会議に参加するか，治療記録に記入することである。参加者と関わっている他の治療者が認知矯正療法における進行状況を把握するのが重要であることと同様に，認知矯正療法の担当者にとっても他の治療法における進行状況と並行して進めることが重要である。進行状況に格差が出ることは珍しくない。その参加者にとって最も効果的である治療環境やアプローチについて知ることは有用である。治療者と参加者が共働作業することによって初めて，治療の成功を得ることができるのである。

IX. 開始に当たっての時間枠

必要な物品を購入したり，スタッフを訓練したり，紹介方法を整備したりするため，通常，認知矯正療法のプログラムを立ち上げるのには数カ月を要する。必要な物品を購入し，治療者を雇うか選任し，治療場所を設定するのに2～3カ月を要し，治療者の訓練の最初の段階に1～2カ月，15名の参加者が集まるまで3カ月を要する。管理者や上級スタッフの関わりと支持，認知矯正療法の治療者の熱意や才能によって，その過程は短縮される。プログラムが立ち上がって動き出せば，軌道に乗るのに数カ月を要し，この時期は嘱託職員とのコミュニケーションが重要である。参加者が肯定的なフィードバックを示すようになり，その成功が目に見えるようになると，プログラムの効果は明白なものとなる。

X. 機材と備品

1グループ6名の認知矯正療法のプログラムを開始するにあたって必要となる，機材，備品を，**図2**にリストアップする。

家具
- 鍵のかかる書類キャビネット×1
- コンピュータを載せる頑丈なテーブル×1
- 机用の椅子×7
- 掲示板×1
- 治療者用の机×1

コンピュータハードウェアと周辺機器
- コンピュータとキーボード，マウス×各6
- スピーカー×6
- コンピュータモニター
（ディスプレイサイズが15～17インチ）×6
- サージプロテクター×6
- ヘッドセット×6
- 振戦がある人のための特別なマウス×1

コンピュータ課題
- 少なくとも25の課題を含む
インターネット上のパッケージ×1か2
- ソフトウェア
（合計で少なくとも50課題以上）×15

図2　機材と備品リスト

XI. プログラムへの参加者の紹介

　紹介はふつう，他の治療者や家族からくる。学習センターのCRSが，ケースマネージャーや心理療法家のような，認知矯正療法の治療者とは違う立場で参加者をみることができれば，認知矯正療法に合った参加者を同定するための，素晴しい状況といえる。他の治療者が参加者を紹介するときのステップは以下のようになる。

1）治療者は，いかに認知機能障害がリハビリテーションの妨げになっているかを評価する。この段階では，治療者にCRSと直接話すように促し，学習センターが適切であるか否かについての判断を援助する。
2）問題点の解決に向けての参加者の動機づけや意欲について評価する。治療者は参加者に学習センターへの参加についての選択肢を提供する。
3）治療者は紹介状を完成させる（付録**様式3.2**参照）。
4）可能であれば，CRSは導入前にカルテを見直して，プログラム導入に関する禁忌条項の有無を確認する。
5）CRSは参加者のインテーク面接の手配をする。
6）可能であればCRSは新たな参加者がプログラムに参加する前に，短く正式な認知機能検査を行う。この過程があることで治療計画や治療効果をモニターするのに役立つ情報になる。しかし，参加者の戸惑いやスタッフ側の事情により，アセスメントを数回セッション後に行うこともある。

7）インテーク後，CRSは治療者および参加者に，紹介の適切性や治療目標について
フィードバックを行う。そして，参加者の治療目標に向けてどのようにアプローチす
るのが良いか，参加者と一緒に検討し，決定する。

紹介状を五十音順にして一つのファイルにまとめておくことは，良い考えだろう。紹介を一つ処理するごとに，CRSはその参加者のためのファイルを作成して，鍵のかかる引き出しにしまう。このファイルには，参加者のプログラムにおける活動に関するすべての情報が収められる。紹介が行われた際にはCRSは，インテーク面接の手配の前に，参加者がプログラムの参加基準に合致していることを確認する。受け入れの判断に影響するような重要な情報が揃っていない場合には，インテーク面接を手配する**前に**，紹介元の機関に情報提供を依頼する。

XII. 紹介過程に関するよくある質問

1．紹介がない場合はどうすればよいか

新しいプログラムが立ち上がると，すぐにはどのようにプログラムを利用すべきかがわからないために，しばしば紹介数の不足が問題となる。治療者はプログラムのことを知らないかもしれないし，参加者にどのように役立つかが理解できない場合もある。あるいは紹介の過程が複雑で面倒に感じるかもしれない。こうした状況を改善するためには，スタッフ会議に出席し，症例についての議論に耳を傾け，適切な場面で，その個人にとって学習センターに参加することが有効である可能性についてコメントするとよい。治療者と一緒に紹介状を記入することを申し出るのもいいだろう。また，オープンハウス（見学会）を企画したり，学習センターに招待し，認知機能を改善するために参加者と行っている認知機能訓練課題の幾つかを見てもらうのも有効である。学習センターへの招待状のチラシを郵送するとよい（**図3**のサンプルを参照）。

主治医がサービスが利用可能であることを知っており，どのように自身の患者に役に立つかを知っていて初めて，プログラムに参加者が紹介される。紹介元の治療者は，精神疾患の認知機能障害について，認知機能障害が日常生活に与える影響について，認知機能障害に対する治療が利用できることについて，学ぶ機会を提供されるべきである。このことは，実践場面の説明や講演を通じてなされる。そこでは，認知矯正療法プログラムが効果を発揮する仕組みの詳細や，紹介されるのに適切な患者についての説明が含まれるべきである。治療者との意見交換が双方向性のものであれば，プログラムに対する良好な理解が育まれる可能性がより高まる。症例を提示することで，紹介されるべき参加者が明確になる。新しい治療技法について学習するには時間も経験も必要なので，この種の議論は何回も繰り返し行われる

貴方を学習センターの見学会に招待いたします

・注意，記憶，思考の上達に役立つ面白いコンピュータプログラムを見に来てください。
・学ぶことは楽しいと実感してみませんか。

日時：3月3日　午後2時〜4時
場所：6階の23号室

友人とお誘いあわせで！

図3　紹介状のサンプル

必要があるかもしれない。

　スタッフが，精神疾患の認知機能障害や，認知矯正療法について，https://collectedmed.com/teachrecovery で学習することを希望するかもしれない。新しいサービスに気づいてもらうための方法は他にもある。治療者は可能な限りいつでもドアを開けておき，課題の幾つかに挑戦できるようにしたり，ニュースレターを印刷することもできる。

2. あまりに紹介が多い場合はどうすればよいか

　まずあわてないことである。時間が経てばすべて受け入れられるはずである。プログラムが開始された直後は，不規則なペースで紹介が来るものである。速やかに適切に紹介された参加者全員に連絡を取って予約し，紹介元の治療者にもそのことを伝えることが重要である。これによって，プログラムの対応が迅速であると考えられるようになるだろう。日程の問題であるとか，その他の出来事などによって，すべての紹介された人達が参加できるわけではない。時には，プログラムへの参加に関心を持っていても，他の用事に関わっており，後日でないと開始できない場合もある。しかし，紹介の過程に好印象を持てば，参加者は後で再び連絡してくるものである。

3. インテークに参加者が来ない場合はどうすればよいか

　学習センターに紹介されてくる参加者の多くは，まさに予約を忘れてしまうという問題を抱えている。したがって，インテークの予約を忘れる人がいても驚くことはない。電話をかけて，「学習センターに来る予定だったと思うのですが。何かありましたか」と言えばよい。もし，相手が忘れたと答えた場合は，次の予約を忘れないような計画を立てるのがよい。例

えば，予約の前日あるいは当日の朝にこちらから連絡することを申し出たり，予約を書き出して，玄関のそばに置いておくなど，である．もし，彼らが来所について気が変わったとのことであれば，プログラムの内容をよりよく理解するために，見学を勧めるとよい．また，紹介してきた治療者に，もう少し強い支持や励ましが必要であることを伝えるとよい．参加者がなぜ欠席したのかを明らかにし，潜在的な問題点に対し，支持的に，批判せずに，介入していくことが重要である．

4. 自ら参加を希望してくる参加者についてはどうすればよいか

参加者が自ら参加するようになれば，そのプログラムが定着したという徴候であり，彼らが所属したいと感じるグループになったということである．時々，プログラムの部屋の近くを通った際に，中を見て興味ありそうなものに視線を奪われて，自ら参加を希望する参加者もいる．また，プログラムのことを他人から聞いて参加を希望する場合もある．プログラムにとって最も効果的な宣伝は，大抵参加者によってなされるものである．プログラムの参加者が友人に参加を呼びかけることはよくあることである．プログラムに興味を示す人達には，インテークのための予約を取ることを申し出て，その人の治療に携わっている治療者に相談すると伝えるのがよい．他のスタッフと協力的に事を進めていくことを参加者に知ってもらうのは大変重要である．

5. グループを開始するには，何名の紹介が必要か

初心者のCRSは，2～3名の紹介があった時点でグループをスタートさせ，その後は，グループの人数が6～8名に達するまで，月に1名のペースで参加者を加えるのがよい．ゆっくりと開始することでCRSが手続きに慣れることができる．またローリングアドミッション形式によって紹介過程と，リハビリテーションプログラム全体への統合が促進される．複数のグループへのローリングアドミッションによって，治療者はグループの力動を注意深く考慮し，既にグループにいる参加者と，新規の参加者を最もよく組み合わせことができる．

第4章 コンピュータで実施する認知機能訓練課題の選択法

　Neuropsychological Educational Approach to Remediation（NEAR）では，ネットワークに接続されていないハードドライブベースのソフトウェアとして，あるいはインターネット上のプログラムとして提供されている，コンピュータを用いて行う認知機能訓練課題を中心に実施する。認知矯正療法を実施する治療者は，訓練課題の選択において重要な判断をしなければならない。入手可能なコンピュータで実施する訓練課題は増え続けているため，参加者にとっての有用性や適合性を評価するための，そして一般的な治療環境で利用するための，理論的枠で実践的な枠組みを治療者が備えていることが必須となる。

　コンピュータで実施する認知機能訓練課題は常に開発や改良が進められているため，治療者による入手可能な製品の評価は継続的な作業となる。提供する認知矯正療法が時流に取り残されないように，そして最新の技術の発展をうまく活用するためには，治療者が定期的に時間を割いて，新たに入手可能な訓練課題やプログラムを購入するか否かを検討することが必要となる。本章では，これらの選択にあたっての実践的な指針を示し，この指針の根拠となる理論的枠組みについて説明する[注]。

I．コンピュータで実施する認知機能訓練課題を選択する際の系統的なアプローチ

　過去30年以上にわたって数千人の参加者にさまざまな治療環境で認知矯正療法を実施してきた臨床経験から言えることは，どのパッケージソフトでも，どの製品でも，すべての人に対してうまくいくわけではないということである。このような製品や技術は日々変化しているため，提供する認知矯正療法を定期的に改訂するために，コンピュータで実施する訓練課題を継続的に評価することを推奨する。治療者は1つのパッケージソフトから取りかかり，その後に他のパッケージソフトを追加したり，変更していくことができる。そして，複数のソフトウェアやインターネット上の訓練課題を組み合わせていくことが求められる。

注　この章で名称を挙げている企業や製品は代表的なものであり，入手可能な，あるいは推奨に値する製品の包括的なリストを反映しているわけではない。製品について言及している箇所では，単純にその製品の特徴を説明することを目的としている。CIRCuiTS, Cogmed, Edmark Corporation（すなわち，Thinkin' Things collection）, Fit Brains, Lumosity, Posit Science（すなわち，Brain HQとBrain Fitness）, SBTP Scientific Brain Training Pro（親会社であるHAPPY neuron Proも参照）, Sunburst Communications（Factory Deluxe）, Fakt Software（すなわち，Crazy Machines）といった，いくつかの企業や製品について論述されている。

どのソフトウェアプログラムが認知矯正療法のツールとして適切か，参加者のニーズに最も一致するのか，ということを見極めるために，各ソフトウェアプログラムのさまざまな特性について分析しなくてはならない。入手可能なプログラムの選択肢は多いが，すべてのプログラムが同じようなデザインではない。デザインの違いは認知矯正療法のツールとして強みにも弱みにもなるが，この点は参加者によっても異なる。訓練課題をどのように評価するかの一例を**図4**にて示している。さらに，各訓練課題を評価する際には付録の**様式4.1**を活用することができる。

治療者には，利用可能なプログラムが増えていく中でこれらを評価し，これらに精通していく責任がある。認知矯正療法を新たに実施するスタッフのトレーニングにおいては，ソフトウェアの分析についての指針を使用するべきである。熟練した治療者であれば無意識のうちに，あまり深く考えずとも参加者の興味や能力，認知面のニーズに対応できるように分析できるかもしれないが，初学の認知矯正療法士（CRS）にとってこの作業は困難な課題となるだろう。さまざまなレベルの情報を整理しつつ，学習センターで仕事をするうえで必要なスキルを高めている途上にある治療者は，段階的な分析によってその概念を取り入れることができる。この分析の過程の一例は**図4**から見い出すことができ，この後の節で詳しく記載している。

II．ハードウェアとソフトウェア，インターネット

このような分析の第一歩は，コンピュータのプラットフォーム（訳注：アプリケーションが動く土台となる，オペレーティングシステムなどの環境）やハードウェア，インターネットへのアクセスの可能性について検討することである。その認知機能訓練課題はコンピュータで実施されるのか，タブレットで実施されるのか，あるいはスマートフォンで実施されるのか。次に，治療者は認知矯正療法で使用するソフトウェアについて，インターネットに接続しないで使用できるのか，インターネット上の課題なのかを検討する必要がある。この二つはそれぞれに特有の強みがある。インターネットに接続しないで使用できるソフトウェアはウェブ環境に依存しないことが長所であり，ノートパソコンやインターネットへのアクセスのないコンピュータ上で簡単に使用することができる。ダウンロードに対応していないプログラムのために，CDドライブのあるコンピュータを備えるようにする。インターネットに接続しないで使用できるソフトウェアは，費用体系も異なる。典型的なインターネット上のパッケージソフトはユーザーに毎月の支払いが課せられるが，インターネットに接続しないで使用できるソフトウェアは購入時1回限りの支払いとなる。ほとんどのプログラムが複数回のインストールや，1回のインストール後に複数のユーザーを登録することを許可している。

ソフトウェアプログラム名	Fripple House（Thinkin' Things 3；Edmark）
活動の記述	教示に従って，正しい "Fripple" を決められた部屋に動かす
必要な読み取り能力	小学 2 年生以上
その他の必要な技術	1）正常な色覚，色の識別 2）マウス操作（クリック，ドラッグ）
ターゲットとなる認知機能障害	1）言語性作業記憶 2）演繹論的推論 3）目標志向活動の開始と維持 4）分類 5）体系的方略 6）方略をモニターし修正するためにフィードバックを活かす能力
ゴールの特性	正しい部屋に Fripple を配置するという明確なゴールの設定。レベルが進むにつれてゴールに到達するまでに多くの段階を要する
課題の適応度	難易度は連続的に設定され，具体的・明確な言語教示から，曖昧・示唆的な言語教示に移行。成績により難易度レベルの調整可能。出題ペースの自己調整可能。ヒントの利用可能。
マルチメディア体験	色彩豊かなイメージ，奨励フィードバック（あなたはすごい探偵だ！），視覚的に刺激的な背景
治療者の介入	視覚走査，セルフモニタリング，学習方略向上の機会，難易度の変更によって課題の要求度を増大可
全体的な長所と短所	時間制限がない，興味深い，強化，認知的にやりがいがある活動。一方で，"Fripples" が子どもっぽい，という参加者の意見に気を配る必要があるかもしれない

図 4　コンピュータで実施する認知機訓練課題の分析例

　優れたタイトルの中には，発売後数年を経て，オンラインで手頃な価格で入手できるものもある。幾つかのタイトルは学習原理に基づいて開発されており，魅力的で文脈化された仮想環境における問題解決課題を提供している。Edmark Corporation や Sunburst Communications，その他の企業の製品を含む古くからあるタイトルは，いまだにインターネット上のプログラムでは置き換えられないような体験や認知機能訓練課題を提供してくれる。付録の**様式 4.2** において，推奨できる古くからあるソフトウェアのタイトルとインターネット上のリソースのリストを示す。しかしながら，時が経つにつれていつかは起こると思われていた問題が現実のものとなってきた。古くからあるプログラムの多くは現在流通している動作環境やハードウェアとの適合性がないため，新しいコンピュータになるほど安定して作動し

```
www.Brainhq.com　（訳注：日本語サイトあり）
www.lumosity.com　（訳注：日本語サイトあり）
www.happyneuronpro.com/en/
www.sunburst.com
www.learningcompany.com
```

図5　認知訓練課題に関するオンライン情報源

ない，あるいはまったく作動しないということがある。Windowsのオペレーティングシステムではより古い動作環境（Windows 95 など）をシミュレーションすることができるような調整の方法もあるが，このような調整によっていつでもうまく作動するわけではない。ソフトウェアやハードウェアが旧式になっていくにつれて，訓練課題を更新する，あるいは新たなプラットフォームやシステムを導入するために課題の使用を中止することも必要になる。より新しいノートパソコンの一部やタブレット機器には CD ドライブがない場合もあるため，外付けの CD ドライブを購入しない限り，古くからある CD を用いるプログラムはインストールすることができない。

　インターネット上のプログラム（**図5**を参照）は急増しており，CD を用いるプログラムとは違う強みがある。これらは持ち運びが容易で，ユーザーとして登録すれば治療施設の中のどのパソコンからでも，あるいは自宅からでもサインインして使用できる。いくつかのインターネット上のプログラムでは，治療者が参加者のアカウントを管理することや治療の進捗をモニターすること，宿題を出すこと，ユーザーのライセンスを有効，あるいは無効にすることが可能になっている。また，治療者が参加者のアカウントにリモートアクセスできることも強みになる。これらの製品は頻繁に更新や質の向上がなされるため，コンピュータのハードウェアが変わっても，定期的に実行されるインターネットブラウザの更新があっても，安定して作動し続ける可能性が高い。インターネット上のプログラムは変化に富んでいる。CD を用いるプログラムは1つの課題に限られている，あるいは課題の数が固定されていることが普通であるが，インターネット上のパッケージソフトではいくつかの課題があってその数が刻々と変化するものもある。ウェブベースの場合はパッケージソフトに課題が追加されていくことが一般的であるが，CD のパッケージソフトが更新される時は，アップグレード製品を新たに購入する必要がある場合がほとんどである。インターネット上のプログラムは購入方法の選択肢も多様であり，毎月，あるいは毎年1回の請求に応じて単一のユーザーライセンスを取得する形式から，ユーザーアカウントを一括購入して各参加者に振り分けることができる治療施設ライセンスを取得する形式まである。

　アプリケーションベースの認知機能訓練課題のプログラム（すなわち，アプリ）が選択されることは急激に増えており，これらはスマートフォンやタブレットで使用することができ

る。これらの内のいくつかは，インターネット上のプログラムを提供している企業（Lumosity，Fit Brains など）が製作している。これらのプログラムは，インターネット上のプログラムと比較すると課題の数が少なく操作性も低いことが多いが，時間とともに変化していくことが期待できる。アプリケーションベースのプログラムで提供される認知機能訓練課題の幅は，処理速度や注意，視覚性記憶，柔軟性に関する課題から，今までであればCDなしでは利用できなかった複雑な問題解決を要する課題（Where in the World is Carmen Sandiego? など）まで拡大している。アプリケーションの操作は，マウスのクリックやタイピングではなく，画面へのタッチによって行う。

　タブレットやスマートフォンの最大の利点は持ち運びが便利な点であるが，これらはしばしば騒音の多い場所や外出中など，注意や学習が妨げられる環境で用いられる。メッセージや通知，着信音も注意をそらす刺激となる（使用前にメッセージや通知，着信音の機能をオフしたほうがよい）。持ち運びできる端末のほとんどは画面サイズが小さく，視覚障害を有する者や加齢により視力が低下している者にとっては使用が困難であるかもしれない。また，画面サイズが小さいことで，タブレットやスマートフォンのアプリケーションで視覚走査の訓練を行うには限界がある。カスタマイズ機能や追跡機能といった，より洗練されたインターネット上のプログラムで治療者が活用できる機能を有するアプリケーションベースのプログラムは存在しない。しかし，数年以内には科学技術が着用型で没入型の装置（Occulus Rift や他の仮想現実装置，Apple watch，運動追跡装置など）や新たに広まっている入力方法（視線追跡，動きや姿勢の検出など）が洗練され実用化されることで変わってくるだろう。

1．予算

　コンピュータで実施する認知矯正療法の訓練課題のほとんどがインターネット上のパッケージソフトに含まれており，これらは毎月，あるいは毎年1回の支払いで入手することができる。いくつかの企業ではさまざまな支払い体系を提示している（単一あるいは複数のユーザー，複数あるいは単一の利用場所など）。それぞれのパッケージソフトの中には複数の認知機能訓練課題が含まれているため，認知矯正療法の治療者は，どのパッケージソフトが認知矯正療法を実施する参加者のニーズに最も合うかを決定する必要がある。パッケージソフトを選択する時は，毎月のユーザー1人あたりの予算で提供される認知機能訓練課題の種類と，その訓練課題が参加者のニーズと合うかを考慮することが有用である。

　予算について考える時に考慮すべき特性は他にも存在する。いくつかの企業ではユーザーを有効化したり無効化するという付加機能を提供しているが，提供していない企業もある。認知矯正療法のプログラムでは参加者数が増減することはしばしばで，参加者によって利用期間も多様であるため，ユーザーを無効化できる機能があると便利である。1年間に登録す

ることが見込まれる 45 名の参加者に対して 45 名分の使用権を購入すると，その時々で登録されていると見込まれる 15 名に対して 15 名分のユーザー権を購入する場合よりも高価になる。

　もう 1 つの考慮すべき特性は，治療者向けの管理ツールやモニタリングツール（Brain HQ, Cogmed, SBTP など）があるか，それとも治療者やプログラム管理者がユーザーのアカウントに立ち入って活動状況をモニタリングすることができない単一ユーザーのライセンスのみであるのか，ということである。宿題を出す，あるいは治療者がいない場所や自宅で参加者が自主的に認知機能訓練課題に取り組むことを許可している治療者にとっては，Cogmed や SBTP が組み込んでいるようなモニタリングツールを使用できると便利である。このようなモニタリングツールがあると，使用した訓練課題や課題に取り組んだ時間，課題の達成度を治療者が見ることができる。治療者は，宿題を行うことを促したり介入を検討する際に，モニタリングしたデータを活用できる。例として，参加者が特定の課題を比較的短時間しか行っていない，あるいは数日間その課題に全く取り組んでいないということを治療者が把握できた場合，なぜその課題を行うことが難しいのかを参加者と検討する働きかけができるだろう。その課題が難しすぎて不満・苛立ちにつながっているかもしれないし，簡単すぎて退屈なのかもしれない。参加者がその課題が何に役立つのか疑問に感じている可能性もあるが，その場合は治療者がその課題と個人の目標との橋渡し（ブリッジング）を行う必要があるだろう。時には，ソフトウェアの機能不全や誤作動によりその課題が正常に作動しないことが問題となる場合もある。管理ツールやモニタリングツールがあることで，参加者が推奨された認知機能訓練課題を遂行する際に経験する困難の背景にある問題に目を向けることができる。

　その他の認知機能訓練課題を入手する方法として，ソフトウェアを購入する（ダウンロード，CD の購入など），あるいは特定のインターネット上の訓練課題を探す，という方法がある。ソフトウェアは一定数のコンピュータ（1 回，2 回から 5 回のインストールなど）で使用する目的で販売されていることが多く，インストールしたコンピュータで不特定多数の者が使用することができる。ソフトウェアによっては，インストール数に限りがない場合もある。特定のインターネット上の訓練課題も入手可能であり，購入できるものもあれば，無料で利用できるものもいくつかある。

2. 言語についての要件

　ソフトウェアについて検討するときに，そのプログラムを実施するのに必要な読み取り能力や，プログラムの中でどの程度の言語や語彙，読み取りが求められるのかについて気を配ることが大事である。このことは，使用されている言語が理解できない参加者や失読症，あるいは視力低下を有する参加者，IQ が低い，教育水準が低い，注意の持続が明らかに障害

されている参加者，そして長い書面での説明についての理解が乏しそうな者に対して重要となる。教育関係の企業が開発しているソフトウェアプログラムは必要な読み取り能力や対象としている学年（K-5 年生（幼稚園〜小学校 5 年生），6-8 年生（小学校 6 年生〜中学校 2 年生），9-12 年生（中学校 3 年生〜高校 3 年生）など）がパッケージに表示されている。この表示は，そのプログラムの知的な精密さや必要な言語，そのゲームの大まかな洗練度と関係している。例として，購買客層をより幼い者としているゲームのいくつかは漫画風の仕上がりになっているが，参加者によっては受け入れが悪い，あるいは幼児扱いされたような気分になることがあるだろう。インターネット上のプログラムの多くは最低限必要な読み取り能力を表示していないため，課題中の説明を理解するのにどの程度の読み取り能力が必要なのか，そして言語をよく用いる課題であるか否かを決定するために，各課題を評価する必要がある。

　言語を用いる課題に対しては，刺激が文字で提示されるのか音声で呈示されるのか，それが参加者の能力やニーズに沿っているのかについて配慮する必要がある。いくつかの企業（Brain HQ, SBTP, Lumosity など）が提供している訓練課題はさまざまな言語に対応している。プログラムが最初に制作された国の文化や言語を，文化的，地域的に適切ではないやり方で翻訳したことで，言葉の選択や言葉遣いが不自然になってしまったプログラムもある。

3．認知機能訓練課題の特性や属性を評価すること

　近年増え続けている臨床研究や実験的研究において，認知矯正療法の治療効果を最大限に高めるための 3 つの要素として，「参加者の学習上のニーズを同定する際に，認知機能障害にどの程度目を向けているか」「認知機能訓練が機能面や日々の活動にどの程度般化されるのか」「認知面の健康の改善に取り組むことへの内発的動機づけがどの程度生じている，あるいは高まっているのか」が示されている（Medalia & Saperstein, 2013）。

Ⅲ．標的となる認知機能

　認知矯正療法のソフトウェアパッケージは訓練できる認知機能がそれぞれ異なる（**表 2**）。認知機能が階層構造を成すと考える立場を取れば，基礎的な感覚処理が階層構造の底にあり，最も統合的なスキルである問題解決が階層構造の頂点になるだろう。このような観点から見ると，聴覚刺激を処理することは話された言葉を覚えることよりも基礎的なスキルであり，言葉同士の類似点を同定すること（リンゴとプラム，オレンジはすべて果物である，など）はこれらの言葉を覚えることよりも複雑な課題といえる。

表 2　認知矯正療法で用いる

活動	発売元	認知機能	説明	日本語版
Auditory Ace	BHQ	作業記憶（聴覚性）	一組の山から一枚のカードがめくられるたびに覚えていき，その時に新しいカード（表向き）と前のカード（裏向き）とが一致しているかを決定する	「オーディトリー・エース」という名称で日本語版有り。https://jpn.brainhq.com/ で行う
Basketball in NY	SBTP	問題解決	上段に3つのバスケットボールのゴールと，そこに入った複数の色のついたバスケットボールが呈示される。下段にあるボールの配置と同じ配置にするためにボールを何回動かす必要があるかを決定する	「バスケットボール イン ニューヨーク」という名称で日本語版有り。「賢者の幸福脳」というCD-ROMが購入可能
Bird Songs	SBTP	記憶	それぞれの鳥の名前を覚えて，それぞれの鳥の写真と鳴き声が合うように組み合わせる	無し。https://www.happyneuronpro.com/en でオンラインで行う
Brain Shift	LUM	柔軟性，注意	上段のカードについては，そこに偶数が示されているかを判定する。下段のカードについては，そこに母音が示されているかを判定する。YesかNoかをクリックする	「ブレインシフト」という名称で日本語版有り。https://www.lumosity.com/ で行う
Brain Shift Overdrive	LUM	柔軟性，注意	Brain Shiftと類似しているが，カードは4枚となる	「ブレインシフト上級編」という名称で日本語版有り。https://www.lumosity.com/ で行う
Busy Bistro	Fit Brains	記憶	材料のリストを覚えたのちに，空白のレシピのカードに覚えているものをすべて打ち込む	Webサイトが閉鎖されている
By the Rules	LUM	問題解決	カードに描かれているものの形，色，数などの特性を元にカードを仕分けすることで隠されたルールを見極める。最初は推測を立てて，消去法を用いる	「図形スピードマッチ」という名称で日本語版有り。https://www.lumosity.com/ で行う
Card Shark	BHQ	作業記憶（視覚性）	一組の山から一枚のカードがめくられるたびに覚えていき，その時に新しい，表向きのカードと前の，裏向きのカードとが一致しているかを決定する	「カード・シャーク」という名称で日本語版有り。https://jpn.brainhq.com/ で行う
Chalkboard Challenge	LUM	計算能力，処理速度	呈示される2つの値をできるだけ早く，正確に比較する	「黒板チャレンジ」という名称で日本語版有り。https://www.lumosity.com/ で行う
Color Match	LUM	柔軟性，注意	片方の単語の意味（色の名称）ともう片方の単語の色とを比較する	「カラーマッチ」という名称で日本語版有り。https://www.lumosity.com/ で行う
Crazy Machines	Fakt	柔軟性，問題解決	クランクや歯車，ろうそく，レバー，ロボット，ロケットなどさまざまな変わったアイテムからRube Goldbergスタイルの装置を構築して物理的な問題を解決する	無し。インストールプログラムはオンライで購入可能

コンピュータで実施する認知機能訓練課題の例

活動	発売元	認知機能	説明	日本語版
Crime Scene Shuffle	Fit Brains	記憶	犯罪を解決するヒントを探すために，2つ，3つ，あるいは4つのタイルを合わせる	Webサイトが閉鎖されている
Decipher	SBTP	問題解決	特定の文字が他の文字や記号に置き換えられている有名な引用文を解読する	無し。https://www.happyneuronpro.com/en でオンラインで行う
Deep Blue Expedition	Fit Brains	視空間性知覚	迷路のように入り組んだパイプをつなぐことで，魚が左から右に泳げるように助ける。クリックでパイプを回転させる	Webサイトが閉鎖されている
Disillusion	LUM	柔軟性	パズルのピースを縦方向では色で，横方向では形で合わせる。すべての方向でこのルールに沿うようにする	「スイッチパズル」という名称で日本語版有り。https://www.lumosity.com/ で行う
Displaced Characters	SBTP	注意	画面の右側に呈示されているキャラクターの中で，画面の左側に呈示されていないものをクリックする	「エキゾチック・グリフ」という名称で日本語版有り。「智者の幸福脳」というCD-ROMが購入可能
Divided Attention	BHQ	注意，処理速度	画面上に瞬間的に現れる2つの物を見て，それらが特定の基準（色，形，模様）を満たすか否かを判断する	「ディバイデッド・アテンション」という名称で日本語版有り。https://jpn.brainhq.com/ で行う
Double Decision	BHQ	注意，視空間性知覚	画面上に乗り物とRoute 66の標識が同時に素早く呈示されるのを見る。その後にどの乗り物が呈示されたかとどこにRoute 66の標識が呈示されたかをクリックする	「ダブル・ディジジョン」という名称で日本語版有り。https://jpn.brainhq.com/ で行う
Eagle Eye	LUM	注意，視空間性知覚	画面上に数字と鳥が同時に素早く呈示されるのを見る。どこに鳥が呈示されたかをクリックし，正解していれば数字の選択に進む	「バードウォッチング」という名称で日本語版有り。https://www.lumosity.com/ で行う
Ebb and Flow	LUM	柔軟性，注意，処理速度	緑色の葉っぱが出てきたら，先端がどの方向を向いているかを矢印キーで示し，オレンジ色の葉っぱが出てきたら葉っぱが動く方向を矢印キーで示す。できるだけ早く，正確に葉っぱの色の変化に反応する	「落ち葉フロー」という名称で日本語版有り。https://www.lumosity.com/ で行う
Elephant Memory	SBTP	言語性記憶	いくつかの単語のセットを覚える。おとりになるような単語を含むより単語数が多い単語のセットの中から，最初に覚えた単語と同じ単語を選択する	「象の記憶」という名称で日本語版有り。「ブレインフィットネス」というCD-ROMは絶版になっている
Fine Tuning	BHQ	聴覚情報の識別	音が似ている音節のペアを聞き，呈示された音がどちらかを選択する	「ファイン・チューニング」という名称で日本語版有り。https://jpn.brainhq.com/ で行う

BHQはBrain HQ，LUMはLumosity，SBTPはScientific Brain Training Pro，FaktはFakt Softwareの略

認知矯正療法のアプローチとして，まずはより基礎的な認知機能を訓練して徐々により複雑な認知機能へと発展させる「ボトムアップ」と呼ばれるやり方がある一方で，問題解決のような複雑な認知機能を訓練してその中で必要な下位の認知機能についても取り組んでいく「トップダウン」と呼ばれるやり方もある。NEAR では参加者の開始時の認知機能特性や学習特性に合わせて，2つのアプローチを組み合わせていく。参加者に基礎的な感覚処理の障害がある場合であれば，そのレベルに合わせた訓練から始めることは理にかなっている。統合失調症を持つ人の約半数は感覚処理の障害を有しておらず，他の認知機能訓練課題に時間を割いた方が有効に時間を使うことができることが研究で示唆されていることから（Medalia, Saperstein, Hansen, & Lee, 2016），どのくらい個人に合った治療計画になっているかに目を向けることが特に重要となる（治療計画についての議論は第6章を参照）。階層構造の底に対応する訓練課題の提供を重視する企業もあれば，真ん中の範囲にあたる訓練課題を提供する企業も，高次の認知機能を重視している企業もある。例として，Posit Science は聴覚情報の識別など基礎的な認知機能の訓練を重視しており，他のソフトウェアパッケージでみられるものと比較すると問題解決の訓練課題が少ない。Lumosity や SBTP などの他の企業は感覚処理の訓練にさほど重点はおかず，ほとんどの訓練課題が基礎的な問題解決に焦点を当てたものとなっている。Cogmed は3つのソフトウェアパッケージを所有しているが，すべてが作業記憶の訓練課題に特化したものとなっている。

ソフトウェアを評価するときは，そのプログラムが認知機能の階層構造を踏まえて，この階層構造を反映したさまざまな認知機能訓練課題を提供しているか否かを検討し，もし提供しているとしたらその階層構造がどのくらい広範囲かを検討する。さらに，ユーザーに課題を選択する余地があるか，あるいは規定されている訓練課題の階層構造に沿って自動的に調整されるのかを検討する。例として，Posit Science の Brain Fitness というパッケージソフトでは，ユーザーにわずかな選択権はあるものの，課題の階層構造に沿って基礎的な感覚処理から言語性記憶まで自動的に課題が進んでいく。別のパッケージソフトである Brain HQ では，基礎的な視覚性および聴覚性の感覚処理の訓練のためにどの訓練課題を実施するかについて，ユーザーが選択することができる。Brain HQ のようないくつかのプログラムでは，ユーザーは，低次の基礎的な感覚処理課題に加えて，より複雑で複数の認知機能を統合的に活用することが必要な課題にアクセスできる。このように，ユーザーと治療者に課題の順番を選択する余地があり，課題が強制的に階層構造に沿って呈示されるわけではない。

Fit Brain における訓練のやり方は少し異なっている。このプログラムは，最新バージョンと標準バージョンの2つのバージョンが売り出されている。最新バージョンでは，Brain HQ（Posit Science）のような感覚処理の最も基礎的な段階を取り扱う課題ではないものの，特定の，かなり細分化された認知機能を訓練するように設計された課題が出されている。標準バージョンでは，複数の認知機能を同時に発揮する必要がある訓練が提供されている

(1つの課題で視覚走査，読み取り，推論，作業記憶，視覚性記憶を必要とする，など）。Lumosity や SBTP は基礎的な感覚処理に関する課題は含んでいないが，認知機能の階層構造上のどの課題にアクセスするかについてユーザーが選択することができ，特定の認知機能に特化した課題から複雑な複数の認知機能を用いる課題までさまざまなレベルの膨大な訓練課題がある。

IV. 認知面や学習上のニーズを同定する

　コンピュータで実施する認知機能訓練課題のほとんどが，1つの認知機能に特化して訓練することを意図している。これらは，問題解決や遂行機能，処理速度，作業記憶，言語性記憶などを改善するための訓練課題と表記されている。実際の生活では認知機能は同時に働かされる。例として，人は食料品を買いに行くときに，必要な物を思い出すために言語性記憶，すべての商品を一度に購入するために計画と体系化，商品を選ぶ際に他の商品と比べてどのようなメリットがあるかを頭に入れておくために作業記憶を働かせる。反対に認知矯正療法で使うコンピュータで実施する認知機能訓練課題では，わずかな例外はあるものの，日常生活で統合的に働かされる認知機能のうち1つを取り出して訓練するのが典型的である。これについては，人はそれぞれ弱点とする領域が異なっており，特定の認知機能（作業記憶，など）を選択的に高めて行きたい，という理由がある。分離することで，特定の認知機能の訓練を集中的に行うことが容易になる。

　コンピュータで実施する認知機能訓練課題を評価する際には，それぞれの訓練課題で必要とされる認知機能を，個別に評価することが大事である。製作者が「この訓練課題は体系化を標的とする」と示していても，課題の中に時間の計測がある，あるいは時間のデータが得点の計算に反映される場合であれば，処理速度も訓練対象の認知機能になるだろう。1つの課題で複数の認知機能を同時に発揮することが求められることはよくあり，1つの認知機能が標的として示されていても，実際に検討すると疑問が生まれることもある。情報の処理にあたって複数の認知機能を同時に発揮することは，コンピュータのソフトウェアに取り組んでいるときにも大いに求められる。この場合，いくつかの認知機能が順番に一つずつ必要となるのではなく，実際の生活で起こる出来事と同じように複数の認知機能を同時に求められることが多い。NEAR モデルでは，このような実生活のシミュレーションになるような側面も十分に利用している。優れた治療者はさまざまな認知機能について精通しており，どの認知機能が発揮されるのかを検討しながら課題に取り組む練習をしているはずである。時には，神経心理学領域で教育を受けた者と一緒に課題を確認し，その訓練課題が標的とする認知機能の検討において専門家の見解を得ることも有用である。

V. ソフトウェアを認知機能の各領域に沿って分析する

　CRSがプログラムやあらゆる認知活動を評価する時には，その活動で認知機能のどの領域がどのような形で働かされるのかについて詳細に分析する必要がある．特定の領域をより働かせるためにそのプログラムに工夫を施せるのか，もしできるとすればどのように施せるのかに気を配っておくと，参加者が行う訓練と認知面のニーズとを合わせるうえで有用である．

1．注意

　選択性注意，配分性注意，同時注意など，どの種類の注意が必要とされるのか．刺激を目で追って決められた特定の特徴を持つものを探す必要があるのか，あるいは異なる特徴を代わる代わる見ていく必要があるのか，情報の同時処理が要求されるのはどのような場面か．課題を成功させるために注意を向けなくてはいけない特徴はわかりにくいのか，わかりやすいのか．刺激の数を増やす，時間を制限する，無関連な情報を削除するなど，注意への負荷を変えることができるのか．どの程度注意がそらされても課題をうまくこなすことができるだろうか．

2．集中

　集中を高め，注意を持続させるために，どのような機会が課題の中に設けられているか．ユーザーと課題の相互作用において，どの程度の忍耐力が要求されるか．その時間に注意を持続させることで，どのような満足につながる側面があるのか．インターネット上の課題のほとんどにおいて1回の訓練課題でユーザーが注意を持続させる必要があるのはほんの数分であるため，持続性注意を訓練する機会はそう多くない．

3．記憶と作業記憶

　その課題は視覚性記憶を標的としているのか，言語性記憶を標的としているのか，あるいはその両方を標的としているのか．それは作業記憶課題か（"w-o-r-l-d"の綴りを逆から再生するというような，一つの課題を遂行している間に一時的な記憶として保持された情報を活用する能力を標的とするのか，など）．情報の即時再生をみるのに何を要求しているのか．聴覚的な手がかり刺激，画像による手がかり刺激，記号の提示，文章での表現など，どのようにして情報が提示されるか．情報はさまざまな形式で，同時に，そして繰り返し提示されるのか．情報を反復して提示させることは可能なのか．情報を保持して再生できるための記憶補助的な方法が，その課題の中に用意されているか．その課題を起動させるための手順を

憶えることは難しいか。手がかり刺激を用いて手続き記憶（プログラムを操作するための手続きについての記憶）を強化することがどの程度可能か。記憶補助のための方略をその課題で応用することがどの程度可能か。

4．推論能力

　推論とは，複数の選択肢からある一つを選択する際の，論理的な根拠を見出す思考過程を指す。認知矯正療法では，推論の中のいくつかの形式について訓練し活用することができる。

- ■比較推論：一つのものを他の一つのものと対照的に比較すること
- ■条件推論："もし……であれば……"という構造を用いること
- ■基準推論：確立した基準と照らし合わせて比較すること
- ■分解推論：全体を理解するために，その部分ごとに理解していくこと
- ■演繹的推論：一般的な法則から出発して，特定の事象へと検討を進めること
- ■帰納的推論：特定の事象から出発して，一般的な法則へと派生させること
- ■剰余推論：まずは論理的ではないものを除外していくこと
- ■集合体に基づく推論：カテゴリーやメンバーの関係性を基にすること

　最も重要なことは，参加者が自力で十分に結論を出すことができないときに推論能力を補助するようなツールがその訓練課題の中にあるか否かについて，CRSが見極めることである。それがない場合は，治療者が参加者のモデルになる，指導をする，補助をすることになるだろう。

5．問題解決

　問題や目的が同定可能で，解決可能であるか。謎や問題の解答を見出す上で，系列的，あるいは体系化された段階を踏むのか。課題を終えるために，あるいは解決可能な部分に分けるために十分な時間が与えられているか。問題の内容は興味を持続できるほど面白く，刺激的なものであるか。問題解決の過程でどのような方略や推論能力を用いるか。ソフトウェアには自身で検索できるようなわかりやすい説明書やヘルプメニューがあるかどうか。

　単純な問題解決のソフトウェアに関する上記の質問に加えて，そのソフトウェアのどういった側面が観察，あるいは試行錯誤からの学びにつながるのか。実験的な試みが許されるのか。要約を作成したり，（個人記録の利用などによって）データをまとめる機会があるか。目的を達成するための段階を簡単に同定でき，思い出すことができるか。

VI. 教育的要因と，動機づけの要因

　教育研究では，内発的動機づけや学習，課題への取り組みを促進するいくつかの要因が明らかにされている。関心が強くやる気のある参加者ほどセッションに出席し，活動に参加し，長期間の治療を継続し，より熱心に治療に取り組む傾向が強いことから（Medalia & Saperstein, 2013），認知矯正療法ではこれらの要因を重視する必要がある。やる気があり関心が強い参加者には最大限の改善が見られ，治療による恩恵を最も受けることになるだろう。そのため，感覚的な魅力，個人化，文脈化，ユーザーによる制御，ゴールの特性，フィードバックと正の強化，難易度の調整，難易度の幅など，教育的な動機づけの強化子が含まれているプログラムを使用することが，臨床的に望ましい。これらの特性について，以下の節で定義し詳細に説明する。

1. 感覚的な魅力と知覚

　感覚的な魅力とは，そのプログラムに取り組むことで得られる視覚的，聴覚的な体験のことであり，知覚面の要求度とは，正確に遂行するためにどの程度の知覚が求められるかを指す。視覚的な魅力は，そのプログラムでの視覚的なデザインの特性を指す。治療者は，そのプログラムでの視覚的な体験がどの程度興味を引く，刺激的なものかを考える必要がある。その課題を行う背景は色彩豊かなのか，色味のない感じなのか。その課題での視覚的な体験は魅力的で興味深いものなのか。その背景はよく動くのか，あまり変化しないのか。課題を遂行するうえで色の識別が求められるのか（色盲の参加者に対しては特に考慮する必要がある）。同様に，使用されている音はユーザーの体験を高めるのか，あるいは損なうのか。ユーザーが出した正答に対して報酬となるような音が与えられるのか，背景で流れている音楽はあるのか。背景で流れている音楽の種類や音量をユーザーが選択する，あるいは調整することができるのか。プログラムの中でデジタル化された話し声がある場合，それは澄んだ音ではっきりと発音されているのか。

2. 個人化

　教育者やビデオゲームの製作者は，個人化によりユーザーが楽しめるということを昔から把握している。個人化は学習や課題への取り組みの深さを強化する（Cordova & Lepper, 1996；Graesser, Jeon, & Dufty, 2008）。個人化はユーザー名でログオンすることのような簡単な形で実践できる。他の例としては，環境設定をカスタマイズする（背景や色を変える，Eメールの署名に自分なりの工夫を追加する，など）ことや，課題の中の登場人物をまるごと作成することや，特徴を指定することも当てはまる。個人化は，その訓練課題がユーザー

の学習スタイルや認知機能障害とどの程度適合しているかに関連する。またこの適合が，治療者が訓練課題特性を調整することでなされるのか，プログラムに組み込まれた評価システムの働きによって達成されるのかということも，個人化に関係する。

　個人化がしっかりなされているプログラムでは，個人の能力によって難易度を調整できるか，個人の機能レベルを判断して練習の機会を適度に設けることができる。認知機能訓練課題では課題成績によって難易度が自動的に調整されることがよくある。いくつかのプログラムでは，開始時に適切なレベルからスタートできるように，ユーザーが評価を完遂することを求めている。他には，すべてのユーザーが最も簡単なレベルからスタートし，次のレベルに昇進するためにはある程度の成績をクリアすることが求められるものもある。多くのプログラムで，学習者の欲求不満が最も少ない状態で持続的に挑戦できるように，成功率が80％になるように難易度を調整し，課題への最大限の取り組みを実現できるようなアルゴリズムを用いている。難易度の個人化は有能感を促進するうえで有益に働き，ユーザーの学習課題への取り組みを継続させる。学習課題を行う能力を実感することは，学習への動機づけを保ち，認知機能の向上を得ることの強力な予測因子の一つである。「学習課題を行う能力がある」と感じている統合失調症患者を対象とした認知矯正療法の研究では，彼らはより難しい課題を選択し，長い期間持続的に取り組み，高いレベルでの成功を収める傾向があることを示している（Choi, Fiszdon, & Medalia, 2010）。

3．文脈化

　課題についてのもう1つの重要な側面が文脈化である。認知機能訓練課題は，現実世界での課題や状況を思い起こさせる，あるいは反映する活動や環境の中に展開されているのか。例えば，作業記憶を標的としたある計算課題では，指定された時間間隔で頭の中に連続的に数字が追加されていくようにするために，聴覚的に，あるいは視覚的に一連の数字が呈示される。これは，文脈化がされていない数字を用いた作業記憶課題の一例である。その代わりに，同様の課題を，仮想の食料品店の中でユーザーが買い物客となって購入したものの総額を計算していく課題として組み込むことができる。この作業記憶課題は日常生活の文脈に沿っている。この時の文脈は食料品店であり，ユーザーは食料品店での予算を踏まえた買い物をシミュレーションしている。

　文脈化された学習には，動機づけや般化を促進するうえで明確な長所がある。文脈化された課題は，その課題の重要性や，個人のリハビリテーション目標とどのように関連するかを，ユーザーがより認識しやすい。例として，名前や顔を覚えることはさまざまな場面（パーティー，職場など）で間違いなく有用であるが，徐々に増えていくランダムな言葉のリストを学習することは日常の課題としてあまり一般的ではない。課題の重要性を容易に理解できる場合，興味や努力，取り組み，学習，内発的動機づけの向上が見られる。文脈化は

また般化，つまり一つの文脈で訓練されたスキルをより広範囲で応用できるようになる過程を促進する。その文脈が，認知機能の活用を思い起こすきっかけになる。例として，車で旅行する場面に文脈化された注意課題を行った後に実際に旅行に行けば，注意を働かせる過程を思い起こし習得につながるだろう。

　文脈化では，文化的要因や人口統計学的要因に気を配る必要がある。Cogmedは，未就学の児童，学齢期の児童，成人のそれぞれで異なる学習ニーズに合わせて課題の文脈化を調整している。幼い子供はより幻想的な背景に反応するが，成人はより現実世界に近く共通点の多い文脈の方が価値を感じるだろう。

4. ユーザーによる制御

　内発的動機づけは学習を続けるうえで不可欠であり，自律的な学習の機会を提供することで促進することができる（自己決定理論での説明の通り）。ユーザーによる制御は，自律の感覚を育む際の鍵となる要因である。多くの課題で学習者は，選択権を与えられることで，課題をコントロールする機会を提供されている。人は自身の学習体験に関して選択することができる時に，より統制感が高まる（Cordova & Lepper, 1996；Ryan & Deci, 2000）。

　認知機能訓練課題では，さまざまな方法で学習者に課題をコントロールする機会を提供することができる。プログラムは，ユーザーにとって制限の多いものから容易に変更できるものまで，裁量の幅が異なる。例として，いくつかのインターネット上のスマートフォンのアプリケーションでは，毎日の課題があらかじめ設定されている。そこでは，課題の内容やそれぞれの課題を行う時間，課題の特徴や実施する順番をユーザーがコントロールすることができない。もちろん，良質な課題の多様性やスキルの階層性が提供されるように組み立てられているだろうが，すべてがあらかじめ決められてしまっている。内発的動機づけが不十分，あるいはほどほどであるユーザーは，あまりにも難しいか，あるいは逆に退屈に感じられるような課題内容に対して，興味を失ってしまうリスクがある。早い段階からあらかじめ定められた順番で課題が提供されていくことが明らかになる場合は，特にそうである。逆に，課題を実施する順序を選択できる場合は，たとえその課題が難しいか，あるいは魅力が少ないものであったとしても，ユーザーが取り組みやすくなるだろう。課題を実施する順序を変更できる場合は，有能感を高める選択となるように，治療者がユーザーの選択をガイドすることができる。治療の初期は容易にうまくいく課題を選択し，治療のもっと後の段階でより挑戦的な課題，あるいは欲求不満につながるような課題が配置されることが，ユーザーのレジリエンスや欲求不満耐性を高めることにつながる。

5. ゴールの特性

　認知機能訓練課題のゴールがどのようなものであるかも動機づけに大きな影響をもたら

す。ゴールを達成するために多くの段階を踏む必要がある場合は動機づけを損なう機会が増え，複雑なゴールである場合は，ゴールに近づいていることがわかりづらいこともある。単一の活動（洗濯物を色によって分類する，など）のみを求める課題や繰り返しの回数が決まっている課題は，具体的で達成までの距離が近いゴールである。複数の段階が求められる課題（3品コースの夕食をつくる）はより手間がかかる，達成までの距離が遠いゴールである。いくつかの課題は達成に至るポイントが明確である（数学問題を3つ行う，など）が，それが明確ではない課題もある（試験に向けて勉強をする，など）。注意や作業記憶が低下している者は達成までの距離が長い，わかりにくいゴールの課題を困難と感じることがあるが，このような課題は現実の生活場面でもよく見られることも事実である。

　認知矯正療法のプログラムでは，さまざまなゴールの特性を有する複数の課題を用意することが役に立つ。これにより，ゴールが具体的で，達成までの距離が近い課題から開始することができる。そして，作業記憶や注意が改善するにつれて，よりゴールがわかりにくい，達成までの距離が遠い課題に移行することができる。インターネット上の認知矯正療法のパッケージソフトの中にはゴールの特性の幅が広いものもあるが，多くの課題が日常生活で求められる課題よりもゴールが具体的で達成までの距離が近い傾向にある。課題のゴールの特性を検討する時は，ユーザーが日常生活で直面する可能性がある課題のゴールの特性を踏まえて検討することが大事である。

6. フィードバックと強化

　フィードバックには人の動機づけを高める可能性もあれば低める可能性もあり，その人が特定の認知機能訓練課題，あるいは認知矯正療法のプログラム全体を続けようとするか否かにも影響する。教育領域では，学習の文脈の中でどのような種類のフィードバックを与えることで人が動機づけられやすいかについて膨大な研究が行われている（Schunk & Zimmerman, 2008）。信頼できる人，物からの具体的で目標志向的なフィードバックが，課題を実施している間や終了後に与えられることで，行動の形成に役立ち，課題を続けるうえでの励みになる。フィードバックは，ユーザーの成績，進捗状況，他者と比較してどのくらいのスキルがあるかについての情報を提供する。課題中に適切に（つまり，反応の直後に）フィードバックをすることがユーザーの学習（つまり，同じ反応や技術を反復する，違うやり方を試すこと）を助ける。より即時的に，わかりやすいフィードバックを提供することで，ユーザーもそのフィードバックに気を配り，行動を形成するため，フィードバックが活用される可能性が高くなる。このことは，行動を変えていく過程で保続的な行動がみられ，周囲からのフィードバックへの反応に時間がかかる可能性の高い，精神病性障害を有するユーザーには特に大事になる。

コンピュータで実施する認知機能訓練課題を評価する治療者は，課題で呈示されるフィードバックの有無やその質をよく見ておく必要がある。課題の中には，報酬となるような音や「いいぞ」という音声，あるいはよくできていることを示す書き言葉があるか。ユーザーが失敗した時はどのようなことが起こるのか。プログラムは「失敗です」のようにきつく否定的なコメントを呈示するのか。すべての課題がレベル分けされていて，そのレベルは階層的に配列されているか。レベルとレベルとの間の難易度の違いはユーザーが実感できるように明確に示されているか。フィードバックは前のレベルで何を達成したかを把握するための助けとなり，次の課題への挑戦に向けてユーザーを勇気づけるものであるか。

もう1つの種類のフィードバックは，参加者が課題の使用価値に目を向けるようにするためのフィードバックである。使用価値とは，ユーザーにとってその課題や認知機能は個人の目標と関連付けてどの程度大事であるか，ということを指す。使用価値は，その認知機能や課題の内容について，現実世界で使う用語を用いて議論することで実感しやすくなる。例えば，配分性注意の課題におけるフィードバックはこのようになる。「よい調子ですね。ここで身につけた配分性注意のスキルはあなたが一度に複数の友達と会話をするときにも役に立ちそうですね」。実用的な価値が高いと感じる課題は，課題への取り組みや内発的動機づけのレベルが高くなる（Wigfield & Eccles, 2000）。このことは，受付係としてのパフォーマンス，特に聞いたことについての記憶の改善をゴールとするユーザーの例にも当てはまる。このユーザーは，聴覚記憶の改善を自身の仕事と関連するゴールに直接影響するものと考えるので，聴覚記憶課題を実用的な価値を有するものと考えるだろう。

課題の中で強化やフィードバックを提供する教育的ソフトウェアの例として，Thinkin' Things (Edmark) と Factory Deluxe (Sunburst) が挙げられる。これらのソフトウェアでは，正しい回答には直接的な強化を，誤った回答には「もう1度やってみよう」，あるいは「頑張って続けよう」といった支持的なフィードバックが提供される。これらのプログラムでは難易度の階層性があり，レベルで（すなわち，1, 2, 3, あるいは A, B, C という形で）示されたり，あるレベルに特有な課題が記述されたりする。Brain HQ は，うまくいった試行に対して聴覚的なフィードバックを提供し，課題の中での改善をリアルタイムで視覚的に呈示するインターネット上のプログラムである。このプログラムではそれぞれの課題が終わった後に評価データが提供され，通常は開始時と終了時のスピードと獲得した星の数で示される。しかしながら星の数がどのように規定されているかについての説明がないため，自身の課題成績のレベルやこの課題全般の実用的な価値についてユーザーが疑問を抱いたままになるかもしれない。Brain HQ は2つの軸に沿った難易度の階層性でレベルを設定しており，そのレベルが課題の基本的な特徴を説明している。それぞれの軸に沿って参加者がレベルを高めていくにつれて，課題がより複雑なものになっていく。

SBTP は階層的にレベルを設定しており，成功するための，そして次のレベルに進むため

の基準がユーザーにわかるように示されている。課題中に十分に正の強化が提供されるわけではないが，ほとんどの課題では終了時に正しい回答と誤った回答について見直すことができるようになっている。ユーザーにとっては，自身の課題成績の質や，次の回で改善させる，そして焦点を当てる必要がある領域について，役立つ情報が提供されることになる。

同じ訓練課題のパッケージの中にあっても各課題で提供されるフィードバックが異なる場合があることから，治療者はそのパッケージに含まれる訓練課題を通して全般的にどのようなフィードバックが提供されるかを考慮しておく必要がある。入手可能な市販の認知機能向上を目指すプログラムでは，さまざまな形式でのフィードバックや課題成績についての評価がみられる。Fit Brains では，課題実施中のフィードバックは最小限に留まっているが，課題終了時に正答率や次のレベルに進むのに十分な課題成績であるか否かについて，はっきりとした情報が提供される。Lumosity では，課題実施中には正しい回答か誤った回答かを知らせるためのチェックや×のマークや音が，課題終了時には数値スコアや正解数，正解率が提供される。Brain HQ では，行っている課題の成績が数値で提供され（正解時の最高速度がミリ秒で呈示されることが多い），課題成績の等級が5つの星の増減で示される。

プログラムによって，どのように要約データをユーザーに提供するかは異なる。例として，Brain HQ と Lumosity は総合的な課題成績の詳細についての要約ページ（それぞれ Progress と Brain Profile）を提供しており，そこではそのユーザーの総合的な認知機能訓練課題の成績と特定の認知機能の課題成績について，そのプログラムを利用している同年代の他のユーザーの成績と比較した百分率での順位が示される。Fit Brains では，ユーザーの課題成績の百分率での順位と「あなたの成績は X 名の人よりも良好です」といった説明による上記と同じ形式のフィードバックが提供される。ここでは，ユーザーの課題成績が釣鐘曲線（正規分布）上に，グラフによって呈示される。Fit Brains 要約の表示では，ユーザーのそれぞれの認知機能領域における課題の成績を「同年代の同性の中での百分率で提示し，それぞれの脳領域のゲームにおいて，その割合の人より成績がよい」という形で示され，百分率での順位が継時的に示される。それぞれのプログラムには，独自のデータの示し方や指標（Lumosity Performance Index や Fit Brains Index など）がある。

入手可能な市販の認知機能向上を目指すプログラムにおける，フィードバックや課題成績についての評価の多様さによって，参加者が混乱する可能性がある。ソフトウェアを評価し使用する際は，正の強化やフィードバックの明確さという観点から，参加者がどのように感じるのかを検討することが重要である。さまざまな種類の，さまざまな形式で提供されるフィードバックについて慣れ親しんでおくことや，各参加者の動機づけや学習，般化を最大限にするために必要に応じて補足し，説明を提供することが，治療者の助けになる。

7. 難易度の幅とプログラムの柔軟性

　認知機能は変動するものである。このことは一般的にも事実とされており，認知矯正療法に取り組んでいる参加者においても事実である。この変動は，単純に睡眠状況や全般的な健康，あるいは精神病エピソードや急性の抑うつエピソードなどのメンタルヘルスの変動によって引き起こされることもある。リカバリーはいつも直線的に起こるわけではなく，参加者の認知機能訓練課題の成績も浮き沈みが見られることがある。入手可能な認知矯正療法のプログラムでは，このような個人内要因の変動に対してさまざまなやり方で対応していく。

　選択されたレベルの中で動的に難易度を選択する（つまり，ユーザーの課題成績に基づいて難易度が上下する）ゲームは，最適な難易度を維持することができる最もよい形である。CogmedとBrain HQは，この形式をユーザーに提供するパッケージソフトの例である。Brain HQでは，3度続けてエラーがあるとそのことが音と画面上部のプログレスバーの赤いマークでユーザーに呈示され，難易度が下がるようになっている。このような機能特性がないプログラムでは与えられたレベルで繰り返される失敗に対して課題の難易度を下げたり，ユーザーが以前に実施していたレベルに戻るといった対応はなされず，単にその人が一定のスコアを達成したらレベルが上がるという一方向のアルゴリズムに沿って作動する。早いうちに高いレベルで課題を達成したがその後に訓練課題の成績が低下した参加者にも，以前に達成した難易度の高いレベルのみが提供され，多くの失敗が生まれることとなる。治療者が介入しなければ，結果はネガティブなものになるだろう。

　Brain HQは難易度をリアルタイムで動的に調整できる使い方と，実施するレベル（すなわち，レベル1，2，3）を手動で調整できる使い方を提供している。他のプログラムでも，治療者がユーザーの状況に応じて調整できるようになっている。Fit BrainsとFit Brains Classicでは，すべてのレベルが解除された後であれば，訓練課題を開始する際に初級，中級，上級レベルから選択できるようになっている。上級レベルでその日に取り組んでいる課題に苦しんでいるユーザーを欲求不満にさせるよりも，治療者が介入し，課題の成功を体験するためにより低いレベルに移行するように提案する方がよいかもしれない。

　CDを用いるゲームの多くはユーザーが前進できるように複数のレベルを有しているが，繰り返される失敗に応じて自動的に難易度を下げるよう調整できるものは稀である。しかし，ほとんどが治療者，あるいはユーザーによって手動でより低いレベルに移行することはできるようになっている。例として，Thinkin' Things 3では当該レベルの達成基準をクリアするとユーザーのレベルも上がるが，どのレベルにも手動で簡単にアクセスして選択することができ，その課題のそれぞれのレベルで求められることや挑戦することが示されていて，治療者がその日のユーザーに最適なレベルに配置することができる。

　コンピュータプログラムの動的な評価や調節の機能によって，認知矯正療法のセッションを運営する治療者の役割も変わってくる。治療者はその課題で全体的に多くの困難（すなわ

ち，多くの失敗）が見られる，あるいは参加者が欲求不満を感じている（すなわち，欲求不満や自信の喪失を反映する言葉や行動が明らかな）時に，参加者をより難易度の低いレベルに導く必要があるかもしれない。このような場合には，事態を落ち着かせて，参加者が直面する困難について，またより簡単なレベルの課題に移行する，あるいは一旦この訓練課題から離れることの合理性について，説明する必要があるだろう。このような介入がなければ，参加者が挫折感を味わったり有能感が低下するかもしれず，場合によっては認知矯正療法の有効性を疑い始めることも考えられる。特に取り組みが消極的な参加者や認知矯正療法を開始したばかりの参加者に対しては，失敗や欲求不満に速やかに，巧みに対処することで，こういった経験が長期的に及ぼす負の影響を和らげる必要がある。

Ⅶ. 技術の進歩がもたらすこと

　急速な技術の発展により，製品がたびたび変更され，市場に多くの製品が出回るようになっている。性能を向上させる，あるいは取り扱い製品を拡大するにあたっての企業のやり方も異なっており，いくつかの企業は自社の製品に新たな訓練課題を定期的に追加している一方で，そのペースが遅い企業もある。いくつかの企業は治療者や参加者からのフィードバックを集めてそれに応じて製品を更新している一方で，消費者とのやりとりが少ない企業もある。今，現時点で入手できる製品は2年後には全く異なっていることが確実に予測できる。そのため，製品の評価は継続的に行っていくこと，予算計画にはコンピュータで実施する訓練課題を追加で購入する，購入したものを削除することを見据えておくよう推奨する。新しい製品を調査するために，そして現在用いている製品についての参加者の満足度を検討するために力を注ぐ時間を設けることは，認知矯正療法の治療者の職務として欠かせないものになるだろう。このような検討によって，使用される製品が最新で，認知的な健康を促進するために最適なものであることが保証される。

　認知矯正療法の経験が豊富な参加者（ピアのリーダーなど）に認知機能訓練課題の選択と評価に関与してもらうことは，彼らに，重要な意見を持つ積極的なメンバーとして学習センターに参加してもらう効果的な手段である。このことが自尊心を高め，分析的思考やメタ認知，言語によるコミュニケーションを促進してくれる。参加者は治療セッションの後で，特定のプログラムに取り組んだ際の楽しさと，プログラムに関連する認知機能について，自分の考えを評価用紙に記入することができる。参加者がソフトウェアに取り組んだ経験を書けば，他の参加者はそのプログラムを仲間がどう考えているのについて読むことができる。これらの論評は，橋渡し（ブリッジング）グループで掲示板を用いて共有することができ，学習センターが発行するニュースレターに掲載することもできる。参加者による評価の例を**図6**にて示す。

> 「学習センターでは皆同じではないので，一人ひとり好みも違う。でも私は **The Factory** というソフトウェアプログラムを気に入っている。このソフトはとりわけやりがいがある。要求された製品を作るために先の計画を練らなければならない。製品が通り抜ける機械はそれぞれ製品に対して違った作業を行う。ある機械は製品を回し，ある機械は製品に穴を開ける。難易度は易，中，難の3段階からなる。製品を作るためには，どの機械をどの順番で配置するのかを決めなければならない。先の計画立案に加えて，その後の思考力も向上する。細部に注意を払い，指示に従い，実験し，リスクを賭け，結果の図について想像を働かせ，状況ごとに情報を適用し，比較や対比によって推論し……，比較や対比によって推論し……それが楽しいんだ！」
>
> 「プログラム名：**Fripple House**：このプログラムは細部への集中，体系化，判断を高めてくれる。刺激的でやりがいがあるが，初めて学ぶ時は特にそう感じるだろう（一見簡単そうに見える）。指示はわかりやすい。難易度はいくつかあり，難しいものは細部への注意を要する。カラフルなアイコンがプログラムの見た目を面白くしている」

図6　認知機能訓練課題に関する参加者による評価の例

　製品の拡大においては，研究が重要な役割を果たすだろう。認知機能訓練課題がうまく活用された場合はある程度ユーザーの自信も向上することが，無作為化比較試験で認められた。しかし，一つの訓練課題やパッケージソフトを推奨するための無作為化比較試験の結果を信じ込むことは，臨床でのサービスが研究環境とまったく異なることが多いという事実から目を逸らすことになる。研究を完遂するには年月を要するが，その時間を経ることでその製品は技術的に遅れたものとなるだろう。製品を見出すもう一つのやり方は，しっかりとした手順に沿って認知訓練課題を評価することで，これは理論と研究，臨床実践に基づいたやり方である。それが，この章で提示してきたやり方である。

第5章 インテークと評価

　インテーク面接は参加者と学習センターの最初の接触であり，参加者にとってよい体験であったと感じてもらうことが重要である。参加者が歓迎されている，居心地がよいと感じられるように接するべきである。参加者の多くは，今まで学習場面や治療的介入において何度も失敗した経験を持っているため，強い不安を感じている。ほとんどの参加者にとって，インテーク面接に来ることは非常に勇気がいる行動である。参加者はできることなら，「私は過去に失敗したけれども，また挑戦してみます」と言いたいのだということを心に留めなくてはならない。認知矯正療法士（CRS）は，参加者の学ぼうとする意思に敬意を払い，不安に思うことについて十分に理解を示すことが重要である。穏やかで受容的な態度は，よい体験につながる。

I．インテーク面接の主たる目標

インテーク面接の主たる目標は以下の通りである。
1）参加者に肯定的な体験をさせる
2）参加者を治療プログラムに引き込む
3）学習スタイル，認知機能に関連する問題，個人的な興味・関心，機能レベル，リカバリー目標に関して十分な情報を集め，初期のセッションの治療計画を決める
4）スケジュールやセッションの計画を設定する

II．参加者との打ち合わせ

　互いに自己紹介した後，治療プログラムについてどのように聞いているか，どのような点に興味を持ったかを尋ねる。さらに，自分にどのように役立つと考えているかを聞く。参加者はプログラムについて多くは知らないかもしれないし，自分が障害を持つ領域に対する認識も不十分かもしれない。学習センターについては，参加者が学習や思考のスキルを改善し，学ぶ楽しみを発見する場所であると説明する。プログラムはコンピュータを利用するものであると説明し，どのくらいコンピュータを使ったことがあるか尋ねる。また，注意，記憶や問題解決といった認知機能に対して働きかけるものであることを伝える。参加者に，改善させたいと願っている特定の認知機能領域があるかを聞いてみる。例えば，他人から話し

かけられる際に注意がそれてしまうことを改善したい，などである。こうした話し合いを通じて，参加者がどの程度，認知機能障害を自覚しているかを知ることができる。認知機能障害について話し合う際の参加者の大変さについては，個人差があることを意識すべきである。参加者が自らの問題点を説明する際に用いた言語表現を覚えて，当初はその表現をそのまま用いた方がよい。時間が経ってから，より適切な新しい表現を紹介すればよい。

　我々が収集すべき参加者の情報について**様式5.1 認知矯正療法のための評価と治療計画**として付録に示した。これは参加者も閲覧することができる書類である。質問内容は学校，就労，学習経験，対人関係，低下している認知機能，今後の目標など多岐に渡る内容から成る。それぞれについてCRSが面談して聴取する事項が数多く存在する。

1. 学校

以下のような質問をする。

- **「あなたは学習障害，注意欠如多動性障害と診断されたことがありますか？ 特別支援教育を受けたことがありますか」** すべての参加者が子供の時に受けた診断を覚えているわけではないし，学習障害を持っていても一度も診断を受けたことがない者もいるだろう。CRSは参加者が学校に通っていた時に認知機能に関連する問題を持っていたかを明らかにするために，さらに質問をしたほうがいいだろう。
- **「最終学歴は？ 留年したり，飛び級したことはありますか？」** この質問を通して，学校でうまく授業についていけたか，行動的な問題はあったか，どういう優れた能力があるかを知る手がかりになる。
- **「あなたが小学校や中学校，高校などに通っていた時に，学校での振る舞いについて教師から何か言われたことがありますか？ 勉強好きだと考えられていましたか？ 空想にふけるタイプでしたか？ 学校の友人や先生と対立することは頻繁にありましたか？」**
- **「あなたが学校に通っていた時，授業や難しい課題に取り組む時に我慢強く取り組めたほうだと思いますか？ それともすぐに飽きてしまうほうでしたか？」**
- **「あなたが学校に通っていた時，どういうことに興味を持っていましたか？」** この質問は，病前に強みであった認知機能を推察したり，これから行うリハビリテーションに組み込むことで，参加者の注意を引けそうな要素について知るのに有用だろう。
- **「どの科目が最も苦手でしたか？」** この質問は，病前に苦手であった認知機能領域について推察したり，これから行うリハビリテーションに取り入れた場合に不安を感じたり，内発的動機づけを低下させる要素を知るのに役立つだろう。例えば，数学が苦手だった参加者は，リハビリテーションの中で数学のスキルを必要とする課題を行うことを喜ばないだろう。

- ■「あなたにとって，学校は楽しいものでしたか？」 認知矯正療法は学習活動であり，学習センターで行われるので，参加者の学校での経験を知ることは重要である。この質問は，参加者が学習センターに来て，リハビリテーションを始めた時の反応を予測するのに役に立つだろう。CRS は学校でネガティブな経験をした参加者を，学習センターに適応させていく必要がある。そのために，開始後早期から成功体験を得るように導き，意味のあるフィードバックを与え，プラスの強化をしながら，学習センターへの参加を促していく。学校でポジティブな経験をした参加者は学習センターに意欲的に参加し，情緒面を修正するような経験を持つ必要は少ないだろう。
- ■「あなたの家族は学校についてどんな印象を持っていますか？ 教育を重視している家でしたか？」 この質問は参加者が育った家庭の，学校教育に関する価値観を知ることに役に立つ。そのことが参加者の価値観に影響するからである。家族は参加者が認知矯正療法のような学習活動に参加することを支援してくれるか，参加者が目標を達成することを期待しているかについて知ることも有用だろう。

2. 就労

以下のような質問をする。

- ■「今までどんな仕事をしてきましたか？」 就労経験がある場合は，職務内容を尋ねる。注意や作業記憶，認知的な柔軟性，記憶，マルチタスク，問題解決，対人コミュニケーションがどの程度必要とされる業務だったか等の情報を集める。
- ■「これからどんな仕事をしたいと思いますか？」
- ■「今まで就いた仕事で一番長く続いたものは何ですか？ 今まで就いた仕事を辞めた理由は何ですか？ それは短期雇用でしたか？」 CRS は続けて，（もし仕事を辞めた経験があれば）自ら辞めたのか，それとも辞めさせられたのか，仕事をする能力，対人コミュニケーション，時間を守るなどの点で問題がなかったのかについて尋ねてみてもよい。

3. 学習スタイル

　学習スタイルについて議論する際の主なポイントは，学習を行う時の自分の状態について，参加者の自覚を高めることである。多くの人は，複数の方法で学習を行っている。夜型か朝型か，読むよりも聞くほうが記憶に残りやすいかどうか，一人で学ぶよりも集団のほうがよいと思うかなどを尋ねて，自身の学習スタイルについて，また学習に対に関する自身の長所や短所について考えるよう参加者に促す。

4. 治療の目標

認知矯正療法の目標と参加者が受けている他の介入の目標を融合させることは重要である。参加者には今後の目標を，開始時点からよく意識させるべきである。

- ■「**あなたのリカバリー目標は何ですか？ 治療では何を目標にしますか？**」 新しく加わった参加者にとって自分の目標を考えることは馴染みのないことかもしれないし，将来の計画を視野に入れて来なかったかもしれない。そうした場合，まず短期的な目標について議論する。それから中長期的な目標，将来やりたいことについて話を進める。参加者が自分の目標を明確にすることを支援することで，学習センターでの活動に個人的な意義を感じさせることができ，学習や動機づけに強い影響を与えられるだろう。
- ■「**認知機能障害があなたの今後の目標の達成にどのように影響していると思いますか？**」 参加者の中には，自身の認知機能障害をよく自覚している人もいるだろう。例えば，注意困難のために授業で内容を理解することが難しく，卒業できなかったと言う参加者がいるかもしれない。他方で，認知機能の低下をよく自覚できず，日常生活への影響を理解できてない人もいる。CRSは，参加者が認知機能障害と社会生活機能を関連付けられているかよく推察すべきである。

III. 評価

初回の評価の目的は参加者が認知矯正療法に適しているかどうかを判断することと，参加者に適した介入を計画するための情報を得ることである。NEARでは行動や反応を経時的に解析し，その都度有効な治療戦略を考え出すといったように，自然で，流動的な評価過程を用いる。参加者の基本的な長所，強みとなる機能と低下している機能をよく理解して，参加者への最初の介入内容を考える。そのためには一定の検査に基づく評価と，とくに決まった検査によらない評価の両方を総合的に捉えることが望ましい。

検査に基づく評価は，より細やかに治療計画を作成できる，治療後の転帰と比較するためのベースラインの指標を提供できる，などの点で大変有用である。評価法の選択は，プログラムに対するスタッフの配置によって大きく左右される。そうした評価法の多くは，実施するうえで，特別な訓練を必要とする場合が多いからである。CRSが，神経心理検査を実施するのは問題がある。検査者としての役割は，参加者の認知機能訓練を促すファシリテーターとしての役割と相容れないからである。参加者がCRSを，学習過程を促進する者として見ていることは大切である。

検査に基づく評価には，神経心理検査が含まれる。検査は心理士が行うことが望ましい。本書では3つの検査バッテリーを紹介する。

MCCB（MATRICS Consensus Cognitive Battery）（Nuechterlein et al., 2008）は NIMH（National Institute of Mental Health）主導で編纂されたもので，統合失調症で特徴的に低下している認知機能領域において，治療による変化の測定に十分な妥当性を持つ神経心理検査バッテリーである。ゴールドスタンダードな検査バッテリーであり，研究や治療的介入における認知機能の測定を，信頼性と一貫性をもって行なえるようにデザインされている。MCCB は下記に示す 7 領域を評価することができる。

- ■処理速度
- ■注意・覚醒
- ■作業記憶
- ■言語学習
- ■視覚学習
- ■社会認知
- ■推論と問題解決

MCCB の中の Mayer-Salovey-Caruso Emotional Intelligence Test（MSCEIT）は社会認知を評価する検査であるが，神経認知機能の障害だけに焦点をあてて評価，介入をする場合は，省略しても構わない。著者の施設では，MCCB に加え，Wechsler Test of Adult Reading（WTAR）（Holdnack, 2001）を用いている。WTAR は発症前の知的能力を推定する検査である（Griffin et al., 2012）（訳注：日本では Japanese adult reading test [JART] に相当する検査である）。MCCB と WTAR によって，病前から現在の機能レベルへの変化を評価することができ，現在保たれている機能，いわゆる「強み」と，低下している機能について評価することができる。さらに Wisconsin Card Sorting Test（WCST）を行うのも有益な情報を得ることでき有用であろう。WCST は実行機能と推論を評価する検査である（Heaton, 1981）。これらをバッテリーとして行うと 75～90 分程度かかる。

近年の研究から，MCCB を双極性障害患者用に修正した検査バッテリーの使用が支持されている（Van Rheenen & Rossell, 2014）（訳注：この検査バッテリーは ISBD-BANC と呼ばれている。日本語版も存在する）。双極性障害患者用の検査バッテリーは MCCB の中の MSCEIT を省略し，Trail Making Test の B 版（Reitan, 1958）とストループ検査（Golden, 1978）を加えたものである。WCST についてはオプションとしての位置づけである。著者らの施設では，この検査バッテリーに病前の知的能力を評価するために WTAR を加えて実施している。統合失調症，双極性障害ではない参加者については，スクリーニング検査として以下の検査を用いている。WTAR, Repeatable Battery for the Assessment of Neuropsychological Status（RBANS）（Randolph, Tierney, Mohr, & Chase, 1998），そして WCST で

表3 一定の検査に基づく認知機能評価

目的	検査項目	所要時間
統合失調症1	WTAR, MCCB, WCST	75～90分
統合失調症2	WTAR, BACS	35～40分
双極性障害	WTAR, MCCB, Stroop, WCST, TMT-B	60～75分
スクリーニング	WTAR, RBANS, WCST	60～70分
機能の評価	UPSA, UPSA-B	それぞれ30分, 15分

WTAR：Wechsler Test of Adult Reading, MCCB：MATRICS Consensus Cognitive Battery
WCST：Wisconsin Card Sorting Test, BACS：Brief Assessment of Cognition in Schizophrenia
Stroop：Stroop Color and Word Test, TMT-B：Trail Making Test, Part B
RBANS：Repeatable Battery for the Assessment of Neuropsychological Status
TMT：Trail Making Test, UPSA：University of California, San Diego（UCSD）Performance-Based Skills Assessment
UPSA-B：UPSA-Brief

ある（訳注：RBANSについて日本語版が存在する）。

　統合失調症を持つ参加者について，もっと簡便に行える検査としては，BACS（Brief Assessment of Cognition in Schizophrenia）（Keefe et al., 2004）が有用である。BACSは遂行機能，言語流暢性，作業記憶，処理速度を評価する検査バッテリーであり，治療的介入の進捗や，効果を測定する指標としての妥当性が確立している。実施には35分程度を要する（Bowie, Grossman, Gupta, Oyewumi, & Harvey, 2014；Bowie, McGurk, Mausback, Patterson, & Harvey, 2012）。これらの神経心理検査バッテリーについて**表3**にまとめた。

1．機能的予後の評価

　ここまで述べてきた神経心理検査には複数のフォームがあり，ベースラインと認知機能訓練終了段階での認知機能の改善の，双方の評価に用いることができる。しかし神経心理検査は機能的転帰を評価しているわけではない。機能的転帰は，就労能力，独立した生活（食事や掃除，金銭管理），対人コミュニケーションを指し，時間経過では変化しづらく，さまざまな要因の影響を受けるものである（訳注：さまざまな要因の例として，家族からの手厚い支援のもとで独居の生活を維持している場合など）。他方で，UPSA（University of California, San Diego [UCSD] Performance-Based Skills Assessment）（Patterson et al., 2001），もしくはその簡易版であるUPSA-Brief（以下UPSA-B）（Mausbach et al., 2007）は，機能的能力（訳注：原文はfunctional capacity）と呼ばれる，実際の日常生活状況で必要となるスキルを評価する検査である。UPSAはこれまでの研究から，MCCBやBACS（Green et al., 2011；Harvey et al., 2013, Keefe et al., 2011）といった神経心理検査バッテリーと高い相関があることが報告されている。歴史的には機能的能力の評価は，「紙と鉛筆」式の日常生活能力の検査やロールプレイが用いられてきた。現在，VR（Virtual reality）技

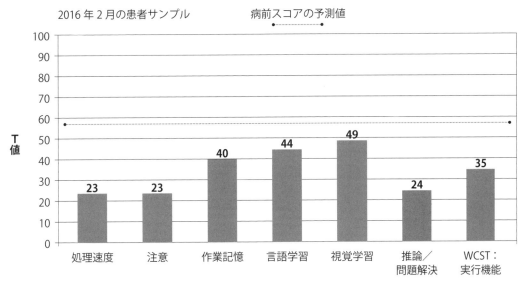

図7 認知機能評価の結果（WCST：Wisconsin Card Sorting Test）

術を用いた評価が提案されており，将来は使用可能になるかもしれない（Harvey and Keefe, 2016）。VR技術を用いると，例えばATMを操作する，オンラインで金銭を支払うなどといった，頻繁に経験する日常生活の場面を正確に再現できるメリットがあるだろう。

　種類によらず，検査による評価を実施する際には，参加者は緊張や不安を経験するだろう。もし参加者が強い緊張や不安を感じることが予想されるならば，数回のNEARセッションを経て，参加者が認知機能を向上させる取り組みの一環として検査を受けるのだと受け止められるようになってから実施するのがよいだろう。

2．検査に基づく評価のフィードバック

　検査の結果を参加者にフィードバックするのは，検査者が報告書を作成してからになる。検査結果のフィードバックの目的は，検査結果を参加者が理解できる言葉に置き換えて伝えること，参加者が検査成績と日常生活での困難，検査成績と学習センターでこれから行う学習を，それぞれ関連付けられるようになることである。例えば，ある参加者がインテーク面接で学業成績は振るわなかったと述べているとしよう。神経心理検査で持続的注意と言語学習に問題があったとすれば，このような結果が教室での能力や学習にどれほど影響を与えるかをその参加者に伝えることが重要である。参加者の中には，神経心理検査の成績には興味を持たない人もいるだろうし，逆にそれぞれの認知機能領域について詳しい結果の説明を求める患者もいる。参加者が満足するような形で結果を説明することを心がけるべきである。

　神経心理検査の結果のフィードバックでは，検査成績を図にして提示したほうが参加者に

とっては理解しやすい（**図7**参照）。検査結果を図表化することで，参加者は家族や面倒を見てくれている人と結果を共有し，自身の保たれている認知機能領域（強みとなる認知機能領域）と低下している領域に関する正確な情報を与えることができる。CRSは，認知矯正療法の計画を立てる中で課題や訓練のスケジュールを決める際に，結果の図を参照できる。検査結果をフィードバックする検査者は，参加者が低下している認知機能領域についてどれだけ敏感になっているかを注意深く観察すべきである。低下している認知機能は訓練によって改善するのだと強調して伝えることはとても重要である。神経心理検査のフィードバックは，参加者に自分の認知機能障害の状況と，認知機能訓練によって目標に早く到達できることを理解してもらうよう進めるべきである。さらに理想的には内発的動機づけ，すなわち，積極的に認知機能訓練に取り組みたいという意欲をもって初回面談を終えられるようにする。

3．その他の方法による評価

　神経心理検査以外の認知機能障害の評価は，簡易ツールによる検査，面接，自記式質問紙，治療チームによるフィードバックなどを総合して行われる。こうした評価法の一つは，学力レベルを確認するための読み能力の評価を行うことである。読み能力は知能指数と高い相関があり，参加者の学習障害や知識習得の困難さに気がつく手がかりになるという点で重要である。またNEARにおいて，プログラムの選択にも役に立つ。NEARで行う訓練のほとんどは，小学4年生以上の読み能力を必要とする。読み能力を評価できる検査は多数あるが，私達はWTARとWide Range Achievement Test 4（WRAT 4）の下位検査を用いている（Wilkinson & Robertson, 2006）（訳注：日本ではJapanese adalt reading test［JART］に相当する検査である）。

　注意，特に持続的注意は神経心理検査によらずとも参加者が課題をどのくらい長く続けられるかによって評価することができる。課題に取り組んでいる様子を観察してみよう。参加者は数分後には席から立たずにはいられなくなっていないか，こちらからの質問に注意を向けられるか，課題遂行中は座ってしっかり取り組んでいるか，初めて紹介するプログラムを説明している時に座って注意を向けているか，部屋にある物や物音で注意が逸れやすいか，などを観察する。

　問題解決能力の課題は批判的思考を評価するものを用いる。難易度は調整可能で，治療者は複数の課題から参加者に適すると思うものを選ぶ。私達は小学4年生で解ける課題を用いている。それはこのレベルの課題でも，多くの参加者にとって難しいと感じるからであり，難しすぎる課題を用いるのは適切ではない。**図8**に示した問題解決能力の課題について，参加者がどのように取り組むか観察してほしい。何らかの体系化されたアプローチを用いているか，取り組んでいる途中で筋道からそれてしまっていないか，イライラして諦めそうで

第 5 章 インテークと評価　67

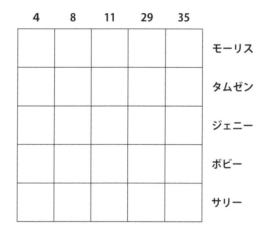

図 8　問題解決能力の評価課題

あるか，あるいは自身をコントロールして粘り強く取り組んでいるかを観察してほしい。

　参加者が自身の認知機能障害をどう捉えているかは有用な情報であり，評価の一つとして加えるべきである。こうした主観的な認知機能障害の自覚は面接を行うか，短い自記式質問紙（付録**様式 5.2** 認知機能障害に関する自己評価）を用いることで評価できる。先行研究では主観的な認知機能障害を評価する自記式質問紙と客観的な指標である神経心理検査成績とは有意には相関しないので，治療計画を設定するのに用いるべきではないと考えられるが，参加者の認知機能障害への捉え方は治療目的を考えるうえで重要である。

IV．インテーク面接での一般的な問題

1．何でも得意だと言う参加者

　参加者の中には，単にプログラムを「覗く」目的のために，あるいは家族や他の治療プロ

グラムに参加しているメンバーから話を聞いて，プログラムを見学しにやってくる人がいる。そしてある参加者は「自分は全部うまくこなせる。注意，記憶，その他のスキルについてどれも優れている」と言うかもしれない。治療者は，実際には認知機能は低下していると感じるかもしれないが，それを参加者に伝えることは控えるべきである。そうした参加者は自身の認知機能低下を自覚することができなかったり，あるいは防衛機制として否定しようとする。NEARの治療目標の一つは参加者に自身の認知機能障害への洞察力を高め，保たれている認知機能領域（強みとなる認知機能領域）と低下している領域を自覚してもらうことである。いずれかの認知機能領域で自分は優れていると感じるポジティブな体験を十分に積み，低下している認知機能領域を自覚することに問題を感じない状況になって初めて，参加者は自ら短所を明らかにすることができるだろう。

インテーク面接ではCRSは参加者の学習スタイルについて見極めるようにする。問題を自覚しているかどうかを尋ねるのではなく，保たれている認知機能領域に注目し，参加者が取り組みたいことを尋ねるようにする。CRSはすぐに課題を選んで，「これは取り組みたいと思う課題ですか」と声をかける。参加者に幾つか課題を行ってもらった後，CRSは参加者に，今後のNEARの活動で楽しく取り組んでもらえる課題を決めるためにもっと情報を集めたいと声をかけるようにする。そうしてインテーク面接を進めていく。

2．寡黙で，自発的に喋ろうとしない参加者

寡黙な参加者は，声がけに対して短く答え，会話をすることが楽しくなさそうに見える。こうした参加者の背景には複数の要因がある。一つは社交不安や他の精神症状のために自然な会話が困難になっていることである。他に自分の能力が評価されること自体が不愉快に感じられることがある。こうした場合，会話は長くならないように留意し，行動に基づく評価を行っていく。質問をしたり，検査によらない評価を行ったり，なるべく早く10分程度のコンピュータを用いた訓練課題を行う。参加者が不安を感じるような長い面談を1回行うよりは，ポジティブな気持ちにさせる短い面談を2回行うほうがよい。

3．自分のやり方を好む参加者

落ち着きがなく，エネルギッシュな参加者の中には，部屋に入って座って，すぐにコンピュータをいじろうとする人がいる。コンピュータで実施する訓練課題のすべてに取り組みたいと言い出したり，訓練課題プログラム以外のソフト，例えばメールソフトやブラウザソフトを使用したいと言う人もいる。こうした参加者は，CRSとやり取りを続けたり，提案されたコンピュータの使い方を学ぶための忍耐に欠けているだろう。NEARのスケジュール，セッション内での決まった手順，CRSとのやり取り，その他守るべきルールは，自分を束縛するものと感じている。CRSを疑わしそうに，あるいは苛つきながら見て，当たり

障りのない声がけに対しても反発する。

　初回の面談は20分～30分程度で短く行うのがよい。穏やかであるが，動じない態度をとると面接はうまく進む。話題がずれた時には，元に戻すことをためらうべきではない。15分程度，参加者から情報を聞き出した後はよく構造化され，取り組みやすいコンピュータの課題を行う。どんな活動に取り組みたいかを尋ねるのではなく，「この課題はすぐに試すことが出来ますよ」といった簡潔な指示を出すとよいだろう。多くの場合，こうした参加者はよい聞き手ではないので，短く声をかけるのがよい。

　コンピュータやゲームの経験が長い参加者はコンピュータソフトの訓練に辛抱強く取り組めなかったり，課題から脱線してしまい，修正のための声がけが頻回に必要になるかもしれない。その参加者のコンピュータの使用経験，スキルを見極めて，それに合わせた課題を設定すれば訓練はうまく進むだろう。最初の時点から，よく構造化されたセッションを行い，CRSが決定権を握っていると感じさせるような距離感を与えることが重要である。

4. 追加の説明が必要となる参加者

　インテーク面接を行っている時に，参加者が認知矯正療法の内容について，あるいは自分がなぜ認知矯正療法を勧められたのかについて，誤解していることが明らかになる場合がある。例えば，認知機能と学力を混同していたり，学習センターで行うコンピュータの介入を，コンピュータの使用法やタイピングスキルの練習だと思っている参加者がいる。このような誤解は，紹介過程で生じることもある。病院のスタッフや家族が参加者に，認知機能の改善は復学，復職にとって重要であると伝え，結果として学習センターが学力や就労のスキルを伸ばす場所と捉えられたのかもしれない。このように紹介元の人が，認知矯正療法の目的を間違って理解していることがある。また独自に学習センターの存在を知って参加を希望してきた人が，他の参加者がコンピュータ課題を行う様子を見て，コンピュータの使用法のクラスだと誤解してしまう場合もある。

　こうしたタイプの参加者には学習センターの目標について改めて説明を行う必要がある。CRSは参加者の治療への興味に焦点をあて，復学や復職に求められる認知機能を主体的に伸ばそうとする姿勢を称賛する。特に，認知機能の改善は参加者が考えるリカバリー目標と直結するものだと強調するとよいだろう。CRSは，認知機能訓練の詳細を明確に伝えるために，コンピュータを用いた課題について紹介して，「こうした活動があなたの目標にどのように貢献すると思いますか？」と尋ねるとよい。

5. 自分はうまくやれないと考えている参加者

　インテーク面接の主な目的は参加者にポジティブな体験をしてもらうことである。このことは学習に自信が持てない参加者にとって，より一層重要である。参加者が自分の認知機能

障害はとても重篤であるとか，治らないものだと思っていると，認知矯正療法の開始をためらってしまうかもしれない。参加者の学習環境での過去の経験が，学習センターでうまくやっていけるかどうかの自信に影響するのである。

　参加者の中には，パソコンの使用法を知らないので，認知矯正療法に参加できないと感じる人がいる。学習に対する非機能的な態度は，その参加者の持つ自分についての信念から来る。そうした人は，自分のスキルや能力を他者の前で発揮しないといけない場面になるとネガティブな自動思考が生じてしまう。例えば，自分はこの課題を解くことは永遠にできないだろう，などと考えてしまう。こうした不適応的な思考パターンは，学習センターに来る参加者でよく見られる。インテーク面接は，参加者が認知機能を向上させる取り組みに関する袋小路から抜け出すことを支援する，素晴らしい機会である。以下に紹介するような技法は，学習センターでうまくやれる自信が持てない参加者を励ますのに有用であろう。

- ■学習に関する経験を，強みとなる認知機能領域を土台とした取り組み（訳注：原文はstrength-based approach）として捉え直す。例えば以下のような声がけが有用だろう。「学習センターに来る人は皆，長所と短所があります。私の役割はあなたの長所，強みを知り，それを生かしてあなたが改善したいと考えているスキルを伸ばしていくお手伝いをすることです」
- ■ミスを，学習を促進する機会として捉え直す。例えば下記のような声がけが有用だろう。「誰でも何か新しいことを習得する時にはミスを犯すものです。ミスをするということは，さまざまなやり方を試しながら，あなたにとって最もよい課題の取り組み方を見つける過程にあるということであり，とてもよいことです」
- ■複数の認知機能訓練課題のうち1つについて頑張ってみようと働きかける。参加者がパソコンをうまく操作できるかについて，またうまく認知機能を伸ばしていけるかについて自信がなかったとしても，簡単で確実に成功できるレベルのコンピュータ課題をCRSが選ぶことで，新しい課題に取り組むことがより容易に感じられるように導いて行くことができる。そして，同じ課題を繰り返し行い，どんな点で改善が見られたかを強調して伝えることは（正しいキーを押せるようになったという点であっても，課題の成績が良くなったという点であっても），練習によって学習が進むことを参加者に理解してもらう機会になる。もし参加者が自分の課題の取り組み方についてネガティブに捉えているようであれば，「学習センターはミスをしてもよいところです。あなたが取り組む課題の中にはとても難しいと感じるものもありますが，それでよいのです。やることが簡単すぎるとかえって退屈に思いますからね」というように声がけを行うとよい。
- ■称賛を与え，努力を後押しする。誰でも新しいことに挑戦にする時には気持ちがひるむものであり，そのことを伝えると，参加者は自分自身が体験していることに裏打ちを得

ることができる。例えば，次のように声がけする。「今日あなたが新しいことにトライし，挑戦的であったことを素晴らしいと思います。今日私と一緒にコンピュータ課題に取り組んだ努力は，本当に価値のあることだと思います」

6．スケジュールの決定

　最初のミーティングの終わりの部分で，週2，3回程度のペースでセッションの日程について決める。CRS は参加者が参加しやすい曜日，時刻を決められるように援助する。その際に，時間厳守を強調しておく。参加者が手帳やスマートフォン，PC などのデバイスで予定を管理していれば，今後のセッションの日程を登録してもらう。もし参加者がそうしたものを持っていない場合は，次回のセッションの日時，場所，CRS の名前を記した紙を配付する。急なキャンセルの連絡に備えて電話番号も記しておく。参加者がパソコンの電子メールや携帯電話，スマートフォンのメールをよく使うのであれば，それらに情報を送るのも有用だろう。参加者がルーチンの一つとして学習センターに来られるようになるまでは，スケジュール表を携帯するように勧めるとよい。

第6章 治療計画

　最初の2〜3週間のセッションの治療計画は，認知矯正療法士（CRS）が労力をつぎこむ点を絞り込むことと，治療の構造や雛型を提供することに力点が置かれる。治療計画は固定化されたものではなく，参加者の観察や，セッションの中で明らかになった習癖や問題点を考慮に入れながら，改定されていくべきである。こうすることで，参加者を援助する最もよいやり方を決めていくことができる。熟練の治療者は，こうした検討が自然にできるため，治療計画はもっぱら記録を保存する役割を果たすだけだ。しかし，新米のCRSがセッションを運営する最初の1年においては，治療計画は認知矯正療法で行われる作業の概念化を磨き上げるうえで役立つ重要な文書である。

　治療計画は継続的な，特定に検査によらない，そしてダイナミックに変化しうる参加者評価から導き出されるものだ。初めの治療計画を立てるにあたって，まずは以下の手順から始めるべきである。

I．初めの治療計画作成

1．治療標的となる認知機能障害の同定

　インテーク時に行われる検査に基づく評価と検査によらない評価，紹介元の治療者からの報告，参加者自身による報告の三者を併せてこの過程を進めるべきである。多くの参加者は注意，処理速度，記憶，問題解決に障害を持つが，これらの障害の相対的な程度，出現する際の状況と様式は個人で異なる。

2．構造化された環境の必要性

　治療の初期段階では，参加者はより明確な構造を必要とする，と仮定するのが賢明である。しかし，実際に参加者がどれだけの構造を必要とするのか，という点はさまざまである。もしコンピュータの操作法をまったく知らず，教育経験が乏しく，注意にかなりの問題がある，などの初期評価が下されたら，その参加者は過度に刺激的な状況を避け（複数の感覚刺激は最小限にする），しかも2〜3の明確な手順を踏むことで到達できるような目標を持った，非常に構造的な課題を必要とする可能性が高い。また，このような参加者は，初めのうちは相当な個別の配慮を必要とするため，より自立できている参加者か，初心者を指導できるような参加者とペアを組ませるのが最善だ。このような自立困難な参加者は，約束の

時間に間に合うように来所させることにも援助を必要とするかもしれない。このような参加者が治療セッションに参加し，早期の成功を経験するのを支援するために，生活環境の手がかりや，代償的な方略，およびシェイピングの技術が必要になるかもしれない。

3. 参加者を惹きつけそうな課題の選別

担当している参加者がどんなことに興味を示すのかを理解するには時間がかかるが，初期評価から何らかの手がかりを得られるはずである。参加者は旅行が好きとか，スポーツをするのが楽しいとか，アーティストになりたいと言うかもしれない。もし担当している参加者が興味を示すものがわかれば，CRS は参加者を惹きつけそうな課題を選ぶことができる。

最初の課題は，参加者がすぐにフィードバックを受け，短期間で達成感を得ることができるような，明確な，達成しやすい目標を持つものがよい。Ebb and Flow（落ち葉フロー）(Lumosity) や Target Tracker（ターゲット・トラッカー）(Brain HQ) や Elephant memory（象の記憶）(Scientific Brain Training Pro/HappyNeuron) が初めのセッションでは多くの参加者の心を捉えるようだ。人は記憶や注意が良くなることには常に喜びを感じるものであるし，これらの課題には難易度のレベルが細かく設定されているため，参加者に合わせてさまざまなレベルを提供することができる。これらの課題は，参加者のマウスやコンピュータの操作，課題に対する集中力，認知的スタイルを評価したり，参加者にこれらの内容を教えたりするのに優れている。治療計画には，参加者を惹きつけ，標的となる認知技能を矯正するための複数の課題を含めておくべきである。第 8 章に治療初期のプログラムの例を示す。

4. 修正が必要な学習スタイルの同定

参加者の中には非常に依存的であるため，かなりの指導がないとまったく活動を始められない者がいる。参加者は CRS からの賞賛やフィードバックに依存して，CRS の関わりがなければ作業をやめてしまうかもしれない。もし実際にそうであれば，治療計画の治療目標の欄に，参加者が学習センターでより自立することを明記するべきだろう。具体的な介入例として，セッションの開始時に独立して活動を開始するように促すことがある。効果的なやり方として CRS は，参加者が学習センターに入室して個人ファイルを手に取り，コンピュータの電源を入れる，というルーチンを強化することができる。さらに，10 分または 15 分で活動を切り替えることをルーチンに加えることもある。

他の参加者の中には，CRS の介入を我慢できずにすべてを独力でやりたがり，指示やサポートに抵抗する者がいる。このような参加者は早期の失敗に腹を立て，不安をつのらせ，参加を止めてしまう恐れがある。このような参加者では，初期の治療目標はガイドを受け入れることに慣れるように援助することである。

参加者がどのように情報を処理して学習センターに慣れていくのかを考えてみる。一部の

第6章　治療計画　75

参加者は聴覚的に提供される情報を扱うのに苦労するだろうし，他の参加者は指示を読み飛ばすかもしれない。学習センターで他人がいることで注意が散漫となったり，妄想に関連した問題を抱える参加者もいる。この場合には環境に慣れて集中できるように，サポートが必要となる。CRSの役割は，学習センターや参加者の目標に関連する場面（仕事，学校など）において，参加者の学習スタイルの何が問題となるかを観察して見極め，適応性の高い学習スタイルを獲得する戦略について参加者が気づくように計画を作成することである。

5．適切な難易度の同定

治療計画では，易しすぎず，しかも必ず成功するような課題の難易度を明示するべきである。易しすぎる課題は課題のやり方を示すのに用いることもできるので，易しすぎる方が難しすぎるよりも，間違いとしては望ましい。容易なレベルから始めると参加者はすぐに前進する。難しすぎる課題は参加者のやる気を失わせ，最悪の場合，認知矯正療法から追いやるようなことにもなりかねない。治療計画を立てるうえで，幼稚と認識されうる課題に対する参加者の感じ方にも十分配慮すべきだ。参加者が取り組むことを誇りに思えるような課題を選ぶことが望ましい。

6．参加と課題に集中する能力の同定

参加者の中には，毎回規則的かつ時間通りにセッションにやってきて課題に取り組むことが治療目標になる者がいる。毎週，あるいはそれ以下の頻度で参加証明書を発行すること，または，参加者のフォルダに出席表を保管して使うことを治療計画に明記してもよい。こうした介入は出席目標を再認識し，達成するための意識を高めることにつながる。

注意力の低下が著しい参加者が学習センターに通い始めた時，参加者は5分しか課題に取り組めないことがある。このような場合，治療目標は課題の時間を徐々に延長し60分（平均的なセッションの時間，または2時間セッションの休憩までの時間）に到達することである。最初の1週間は，参加者を10分間だけ課題に取り組ませることを目標に設定し，その後の2カ月間に継続時間を徐々に延長する。CRSは参加者と協力して，それぞれの参加者にとって注意を促進または妨害する要因を特定する。これにより，参加者が自分自身の認知機能をより深く理解することや，注意を維持する方略を身につけこと，注意散漫につながるような行動や状況を避けることを助ける。これらの洞察と技術を学習センターの外での参加者の目標と結びつけることで，CRSは，認知機能の改善を日常生活における機能に般化することができる。

7．コンピュータのトレーニングに対する必要性

コンピュータの使い方は一般的になってきているが，時には，参加者がコンピュータに不

慣れで使い方がわからないことがある。もし参加者がコンピュータやマウスの使用にあたって訓練を必要とするならば，治療計画はその訓練方法を具体的に示すべきである。コンピュータと各パーツ，およびその機能の説明から，またはマウスの操作法を改善するための簡単な訓練から得るところが大きい参加者もいるだろう（第8章参照）。参加者はさまざまな認知機能訓練課題に実際に取り組む中で，コンピュータ技能のコツを身につけるようになるものである。

8. セッションの頻度と時間の設定

　NEAR のセッションが効果的であるためには，少なくとも週2回の頻度で行う必要がある（Medalia & Richardson, 2005）。さらに頻回に行えば，改善が早まるかもしれない。施設内での NEAR のセッションと，施設外での NEAR のセッションを組み合わせて行うことが効果的かを判断するには，より多くの研究が必要である。もし参加者に週2回以上のセッションを課すことが不可能ならば，このスケジュールで参加できるようになるまで治療開始を待つことが望ましい。

　セッションの時間は，参加者が生産的に課題に取り組むことができる能力によって異なってくる。長くて失望させるようなセッションよりも，参加者に肯定的な感情を抱かせ，またやりたいと思わせるように終わる短いセッションを組むのが望ましい。最初の1週間は15分しか耐えられない者もいるが，セッションを継続すると，例外なく長い時間集中できるようになる。CRS はセッションを30分ごとで区切り，参加者が成功感覚を味わえ，しかも飽きないタイミングでセッションを終えるようにしてもよい。大抵の参加者に対して，我々は60分間の時間枠を推奨しており，そのうちの40～45分をコンピュータ課題，5分を片付けと記録に用いて，10～15分を橋渡し（ブリッジング）の話し合い（第9章参照）をすることにしている。2時間の認知矯正療法ならば，50分をコンピュータ課題，10分の休憩をはさみ，15～20分の橋渡し，残った時間をコンピュータ課題と記録の管理や記載にあてる。セッション間隔は1～2日であるのが望ましい。

　必要なセッション回数は，治療者にとって悩みの種である。この答えは治療の目標によって異なってくる。神経認知機能および機能的能力の改善には平均30回のセッションが必要である（第5章参照）。研究データは推奨される治療の平均期間を示すが，個々のニーズは多様である。もし治療目標が認知機能を改善し，さらに，学習に対して十分な自信と余裕を得たうえで，本格的な教育や雇用を援助することになるならば，週2回のセッションがより長期に渡って必要になる可能性が高い。逆に，治療目標が認知機能検査の成績向上のみなら，より短い時間でよいだろう。参加者の目標は何か，認知機能障害が目標達成の妨げになっているのか，もしそうであるなら認知矯正療法を追加することで日常生活の課題の達成が促されるのか。これらの点を考慮するために，個別化されたアプローチが不可欠である。

9. 認知機能訓練課題の同定

　治療計画には，どの活動がどの認知機能障害の改善を目指すために用いられるかを示すべきである。最初の数セッションでは，参加者を惹きつけることに重点を置き，認知機能訓練課題は面白くて，治療目標に関連するものを選ぶ。初めのうちは，忍耐力を必要とする課題や，退屈な課題を用いるべきではない。第4章で課題を選択する手順に言及している。導入期を終えた後は，参加者の認知機能を改善できる課題を選ぶことが重要になる。神経心理学的検査を終えていれば，CRSは認知機能障害を改善するために検査結果をふまえた活動のスケジュールを組む必要がある。認知機能訓練課題の選択では，障害されている領域に重点をおくべきであるが，他の認知機能領域も無視してはならない。この理由を以下に示す。

- 強みとなる認知機能領域は代償的に働くことができるので，他の領域がまだ比較的働きにくい場合でも，得意な領域におけるトレーニングによって，参加者の全体的な機能を強化することができる。
- NEARは自分自身の認知機能の長所と短所を理解することを含め，メタ認知を推奨する。メタ認知は，参加者がさまざまな領域に渡って認知機能を使うことで発展していく。
- 認知機能は相乗的に働く一連のスキルと脳領域により発揮される。我々は個々の認知機能を捉えて測定するが，本当の意味で，独立して機能する脳部位やスキルはない。したがって，障害のある特定の認知機能領域に焦点をあてながらも，認知機能訓練課題によって広範な認知システムを働かせることは理にかなっている。

　第8章には，神経心理学的検査でよく測定される特定の認知機能領域の訓練に使われるプログラムと課題のリストを示す。特定の認知機能領域には，典型的には，注意，作業記憶，言語学習と言語記憶，視覚記憶，処理速度，問題解決，概念的推論，および実行機能が含まれる。治療者が熟練するにつれて，特定のスキルをトレーニングするための適切な課題を特定することが容易になる。

10. 集団のための適切な環境の同定

　グループに新しく参加者を登録するときには，他の参加者の年齢，性別，教育的・職業的背景などの要因を考慮するべきである。例えば，5人の男性のグループに新たに女性が1人で入るのは抵抗感や不快感を招く可能性がある。同様に，5人の中年女性のグループに18才の青年が入る時にも抵抗感や関係性の築きにくさが生まれる可能性があり，それはグループから得られるメリットを逃すことになる。もし，室内が騒々しく，イライラするような，集中が困難な状況になれば，参加者の生産性は低下するため，無口な参加者と社交的な参加

者がペアを組むようにするのはよい方法といえる。

　目標は他の5人と同じ部屋で作業を行うことであるが，一部の参加者は非常に注意散漫で，初めは個別の介入が必要となるかもしれない。このようなことは，行動障害のある青少年や精神症状の不安定な入院患者によく起きる。しかし，このような場合でも個別セッションや2対1のセッションは2〜3回で十分だろう。CRSが他の参加者にかなりの時間を割いても耐えることができる自立的で機能の高い参加者と，機能的に低い参加者をペアにするのもよい。治療計画を立てる際には，治療者は，参加者が集団に適応できるのか，もしできるとしたらどんなタイプの参加者と共に学ぶと最もよいのかについて明記しておくべきだ。

II．治療の開始の時期を計画する

　治療開始の2〜3週間の主な目標は，参加者を惹きつけること，CRSが参加者の認知様式とニーズに精通すること，そして，間近に観察することによって継続的な評価をすることである。参加者に興味を持たせる最善の方法は，複数のテクニックを用いて内発的動機づけを高めることである。楽しく，文脈化され，個人化された課題を行いながら学習の過程をコントロールしているという感覚を与えることは，このようなテクニックの一つである。また，学習センターに対する帰属意識を育むという手もある。学習に関する内発的動機づけと自己決定性は，学習を最重視する集団への帰属意識，社会的に価値のある活動（例えば学習）を行っているといった自信，および，学習過程での自律性や制御の感覚によって促進される。

　学習に関する自信は，適切な難易度と内容の課題を選ぶことで育まれる。ソフトウェアのユーザーオプションを教えること，参加者がセッションの自己評価表とログを記録すること，さらには，（治療者が選定した複数の課題の中で）どの課題を選ぶかについて，可能な限り参加者自身が決定することによって，参加者の自立性と制御の感覚が習得される。

　帰属意識の形成には時間が必要だが，初期段階では，参加者を他の参加者あるいはメンターとなりえる代表的な参加者と組み合わせることは有用である。後には，ニュースレターの発行，新しいソフトウェアの分析と評価，あるいは週毎の参加証明書の発行というような学習センターでの仕事を割り当てることも，帰属意識を育てることにつながるだろう。

III．治療期間を通じて，課題への取り組みの分析を，治療計画の作成に利用する

　治療計画は参加者の長所と短所を継続的に評価しながら修正される。検査による評価はもちろん参加者の認知機能障害を理解する方法であるが，治療開始後に検査を反復することは現実的ではない。別の方法としては，参加者がどのように課題に取り組むかを観察することである。参加者の学習センターでの取り組み方は，その他の環境（職場，家）での類似した

課題に対しての取り組み方を示し，参加者の神経心理学的プロフィールを明らかにする。

　何かをする時に，最善の方法以外に，各々の目標に向かう無数の道筋がある。学習センターを利用している参加者の多くは，課題を達成する時に，最も効率的，効果的な方略を自動的に選択したりはしない。課題に対して参加者が何をしているのか，どのように考えているのかを間近に観察することで，参加者について有用な情報を得ることができ，認知矯正における目標や，個人の全体的な目標に向けての介入が導き出される。

　参加者の認知機能プロフィールは，その人がどのような方法で人生の進路を決めるか，新しい状況に対応するか，決断するかを説明しうるものである。またさまざまな状況で最善に遂行することを妨げる要因，行動は何であるかを明らかにする。認知矯正療法のセッションにおける活動の文脈から，この「実社会」に関する情報のほとんどが，注意深い観察を通じて集められる。この考え方は以下の症例でより明らかになるだろう。

Ⅳ．症例

1．症例1

　Yさんは53才の男性で統合失調症と診断されている。最終学歴は高卒である。彼は一人暮らしを目標にしているが，記憶力の低下が障害になっていると述べていた。簡単な神経心理学的検査の結果では，病前の能力は健常者の平均よりも低く，現在は問題解決（健常者の下位10％），視覚記憶（健常者の下位4％），および注意・集中（健常者の下位5％）において障害を示した。この評価に基づいて，「Frippletration」が提供された。「Frippletration」は，同時に2つの絵を表に返しながら，ボード上のすべての符合するペアを見つけるCDの記憶訓練課題で，人気の子供向けゲームである。

　しかし，彼の課題への取り組みを観察してみると，これが彼の記憶の改善には役立たないことが明らかになった。Yさんは課題を終えるのに非常に長い時間を要した。これは彼の技法によるところが大きかった。Yさんは最初に左上の絵を表に返し，その対のものが見つかるまで，順番にすべての他の絵を表に返すという方略を取った。見つかると，次の絵へと移り，課題がクリアされるまでこの過程を繰り返した。彼の方略は極めて体系的だが，非効率である。Yさんは標的を見つけるために表に返した絵をまったく憶えようとしないので，記憶訓練にもならなかった。彼の選択した技法は長時間を要する一方で，苦手な視覚記憶に頼るのを避けており，代償的な方略と言える。この方略はまた，彼の直線的な思考と貧困な作業記憶を反映していた。

　この課題で用いたYさんの方略は，一人暮らしをするうえで彼がどのように機能するかについて手がかりを与えてくれる。彼が多くの事柄や課題を手際よく扱える人物でないことは明らかである。彼は一度にひとつずつ課題を完成させなければならない。行程順序がはっ

きりしない複雑な状況では，彼はどこから始めるべきか判断するのも困難かもしれない。

こうした課題への取り組み方を分析することで，CRSは，Yさんの固定化された認知スタイルを強化するように思われた「Frippletration」はやめるべきだと判断した。代わりに，戦略的思考を必要とし，作業記憶を高める「Secret Files（秘密のファイル）（SBTP）」を紹介した。

これは，簡単な難易度から非常にゆっくりと進められるので，Yさんは，より多くの作業記憶と素早い判断を発揮するような難易度に，ゆっくりと挑戦することができる。

2. 症例2

Lさんは62才の女性で統合失調症と診断されている。彼女は就労を望んでいた。簡単な神経心理学的検査では，病前の能力は平均レベルであり，現在は反応時間（健常者の下位1％）と注意・集中（健常者の下位2％）の重度の障害を示した。

Lさんは当初，課題に取り組むこと自体が苦手であった。彼女は課題に飽きているようで，学習することに夢中にならず，率先してソフトウェアを選択したり，セッションの計画を立てたりしなかった。実際，彼女はまったく何も自発的にやろうとはしなかった。彼女はウェブブラウザを開いてウェブサイトにログオンする能力は十分にあったのだが，いつも彼女のコンピュータは止まった状態のままで，コンピュータに向かって座っていた。促さなければ長時間，彼女はその状態でいるだろう。このことを尋ねられると，彼女は「うーん」とか「あら，始めていいのかしら？」と反応した。彼女がひとつのソフトウェアを終えた時も同様の状況であった。ほとんどの参加者が何をすべきかわかっていて，CRSに終わったことを伝えるのだが，彼女は声をかけられるまで受動的に座っていた。

Lさんが活動を開始することを苦手としていることは明白であったし，課題をやり終えるのに必要な一連の手順を思い出すのが困難であることもまた明らかであった。彼女がウェブサイトへのログオンやプログラムを開始するといった決まりきった操作を行うのにも，繰り返しの促しが必要であった。最初のうちは「このソフトウェアを始めるのに最初に何をしなければならないと思いますか？」とか，「Lumosityにログオンしましたね，次のステップは何ですか？」というような誘導的な質問をしたが役に立たなかった。彼女が自身の目標を達成するための適切な一連の手順を思い出そうと一生懸命努力していることは明らかであった。

彼女を助けるため，CRSはインデックスカードに活動を開始するための3つの説明を絵を添えて書いた。カードはLさんの個人フォルダに入れられ，セッションの開始時にコンピュータの横に置くように指示された。多くの繰り返しと，過剰学習ともいえるような練習を通して，彼女はこれらの手順を，ゆっくりとではあるが，自分で達成することができた。

Lさんの症例はまた，課題と参加者の間の正しい適合性を見出すことの重要性を示すよい

例である。多くのセッションにおいて，Lさんはそこそこの興味しか示さなかった。これはさまざまなソフトウェアを用いても同様であった。彼女は，「Lumosity」の多くの課題や，CDベースの「Frippletration」「Fripple House」を試みた。CRSは，刺激の強いプログラムが彼女の注意を惹き，興味をそそると考え，色彩豊かで動きの多い，非常に魅力的なプログラムを提供し続けた。何も有効なものがないように思われた時に，CRSは偶然，視聴覚刺激の少ない単調な課題を紹介した。Lさんはこの課題をすぐに好きになり，いかに楽しいかを興奮しながら話した。セッションの最後で彼女は「このセッションで多くを学んだと思う。次のセッションでもまたこのプログラムを使用することを楽しみにしている」と述べた。Lさんにとってこのプログラムはわかりやすく，理解が簡単で，気が散るような要素を含まないものであった。彼女にとって，その課題の簡明さと，目標の明確さは，心地よいものであった。

　Lさんの主要な目標は就労である。彼女の課題への取り組み方と課題の好みは，治療チームに，どのような種類の仕事を推薦すべきかに関する情報を提供するものである。具体的には，学習センターでの彼女の課題への取り組み方から，彼女には目標と達成手順が明確な仕事が必要であるということが明白になった。職場環境は刺激が多くなく，仕事は速度にしばられないことが必要である。彼女は精神的な柔軟性をあまり必要としない反復的な仕事であればうまくこなせるだろう。以上の推薦内容がLさんの治療チームに提示された。

3. 症例3

　Iさんは20代後半の男性で双極型の統合失調感情障害と診断されている。神経心理学的スクリーニングでは，認知機能が全般的に障害され，すべての領域の機能が境界域（健常者の下位9％）以下の成績であった。Iさんは大学を卒業していて，以前は平均的な機能レベルであった。彼は，自分の認知機能障害はすべて以前に診断されたADHDのために飲んでいる薬のせいだと考えていて，認知機能訓練が機能の改善に役立つなんてありえないと確信していた。Iさんは統合失調感情障害に関連する機能障害の領域や程度は知らなかったが，知能に関するプライドから，自分の困難をひた隠しにしていた。Iさんはすぐに援助を拒否したが，CRSは彼が一人で課題に取り組んでいるときに，課題の指示をきちんと理解できていないことを発見した。結果として，彼は課題の早い段階で失敗を繰り返すこととなり，認知機能訓練に対する彼の少ない内発的動機づけは，大幅に減少する危機にさらされていた。

　CRSは指示を出すよりも，何かの課題に一緒に取り組むことが最善の方法であると判断した。Iさんは，自身に情報や援助が必要であるということに直面化することなく，相互発見とモデリングによって，CRSが使用していた思考や手法を観察することができた。CRSはIさんを，課題の攻略に必要な専門性やスキルをもった貴重なチームメンバーとして参加

させるように，注意深く促した．その際にCRSは「これは私がまだ熟練できていない難しい課題なんですが，私たちでパートナーを組んで一緒に解決してみませんか？」といって声をかけた．

　CRSは「Basketball in NY（バスケットボール イン ニューヨーク）(SBTP)」を紹介し，Iさんと話し合いながら，課題の指示に注意を払い，それに従って処理を行うモデルとなった．「なるほど．この課題は，ルールに従ってバスケットボールをどのように移動したら，この配置からこちらの配置になるかを想像するみたいです．Iさん，私と同じページにしてみてください．それぞれのバスケットボールの数はどれくらいですか？　よいですね，私も同じところです」と話しかけ，CRSとIさんが一緒に作業に取り掛かることで，二人はお互いにどのように解決のステップを踏んでいるのかを確認しながら進めることができた．CRSは「私が思うに，#1のボールを3番目のバスケットに移動しなければなりません．そのためには，#2と#4のボールを先に避けておく必要があります．この時点で3回ですね（CRSは画面を指し示す）．これでよいでしょうか？　はい，次に私たちがするべきことはなんでしょう？　私は既に3つの動きをしていることを覚えておきます」と，解決のステップを確認した．

　この協働的なモデリングのアプローチにより，Iさんは自分の苦手な部分を感じることなく，CRSが提供する指導を受け入れることができた．彼がどのように課題に取り組むかわかったところで，CRSは各試行の主導権を交代することを提案した．これにより，CRSは課題の分析，方略，作業記憶，持続的な注意といった認知機能を声に出して確認しながらモデルになり続けた．CRSは「私は4つで解決だと思いますが，Iさんも同じですか？」と確認し合った．

　次の試行では，Iさんが主導権を持ち，CRSがやってみせたように彼の解決方法を声に出しながら取り組み，CRSと解決策を確認し合った．これにより，CRSは参加者の課題に対する考えや取り組み方を観察することができ，ディスカッションと修正の機会につながった．この交代の後，CRSは他の参加者とパートナーになり援助する必要があったため，4回目はIさんに一人で課題に取り組むように伝えた．

　治療の過程を通して，Iさんの長所に着目し，それを活かして学習センターでの役割を担ってもらうことが重要であった．例えば，Iさんは橋渡し（ブリッジング）セッションで困惑することがよくあった．10〜20分以上の話し合いや活動で持続的な注意と情報の処理が求められることはIさんにとって難しく，他の人に自分の苦手な部分をさらけ出してしまう可能性があった．CRSはIさんの特別な専門性が集団にとって価値があり必要とされることを早い段階で丁寧に伝えた．橋渡し（ブリッジング）セッションの1つの課題では，集団で「In the Papers」という動画を見た．そこでは地元のテレビのニュースキャスターが新聞記事の見出しと要約を伝えていた．7〜10分の動画には情報が満載で，Iさんにとって

は困難な課題であった。動画課題を始める前に，既に各参加者の関心に精通していたCRSは，参加者がそれぞれ自分の興味や専門性のある分野のストーリーの詳細を覚えるという方法で，専門家の集団として課題を解決することを提案した。熱心なスポーツファンであるIさんは，スポーツ関連のすべての見出しで役割を持ち，思い出すように求められた。他の参加者には，政治，犯罪，三面記事，経済，または別のトピックが割り当てられた。この聞き取り課題で，彼が割り当てられた役割と本来持っていた性質がマッチしたために，Iさんは集中を保って取り組み，彼の専門分野に関連するいくつかの内容を思い出すことができた。

　その後，Iさんと他の参加者は，元々興味を持っていない分野の情報を思い出すことが簡単か難しいかを観察するために，割り当てを交換して聞き取り課題を行った。他の参加者が興味を持っていない分野の情報を思い出すことが，興味のある分野の場合と比べて困難であることを経験したと表明したおかげで，Iさんは自分自身の困難を恥じることなく開示することができた。

V. 治療計画の見本

　図9と**表4**に2つのタイプの治療計画を示す。治療者が個別の治療計画を作成する際のモデルとして使用できる。

認知矯正療法の個別治療計画

全体的なリカバリーゴール

以下の各領域における目標に関連する情報を記載
教育：
仕事：
住居・生活：
社会参加：
症状管理：

初期の認知的目標（関連領域の選択）

処理速度：視覚および／または聴覚の刺激に素早く反応する必要がある課題を練習する。認知機能訓練課題に対する時間の制約が増すと，迅速かつ正確な情報処理が改善される。

　　目標との整合性：毎日の生活，学校，仕事のすべての面で，外部の刺激に正確に素早く反応して取り組むことが重要である。

推奨するコンピュータ課題
1) SBTP：Two-Timing, Secret Files（秘密のファイル）, Gulf Stream
2) Lumosity：Highway Hazards（危険なハイウェイ）, River Ranger
3) Brain HQ：Hawk Eye（ホーク・アイ）, Visual and Sound Sweeps（ヴィジュアル／サウンド・スイープ）, Face to Face（フェイス・トゥ・フェイス）
4) FitBrains：Speed Sort, Find it Fast

選択的注意：視覚および／または聴覚刺激への注意課題を練習する。参加者はよく気が散ってしまう刺激を自覚し（例えば，周囲の雑音や動き），さらに，目の前の課題に集中し続けるための戦略について確認していくだろう（例えば，ヘッドフォンの使用，静かな場所に移動したり，インストラクターの近くに座ったりする）。

　　目標との整合性：無関係な刺激に気を取られずに主要な刺激に注意を向ける能力を改善することは，仕事や学校，もしくは日々の生活を効率的にこなすために重要である。

推奨するコンピュータ課題
1) SBTP：Displaced Characters
2) Lumosity：Lost in Migration（渡り鳥ファミリー）, Star Search（ロンリースター）
3) Brain HQ：Mixed Signals（ミックス・シグナル）

図9　治療計画の見本1

注意の柔軟性：一度に複数の刺激を処理する課題や，取り組み方を素早く切り替える必要がある課題を練習する。

  目標との整合性：マルチタスク（例えば，講義を聴きながらノートをとる。メモをとりながら口頭指示を聞く。音楽を聴きながら地下鉄の停留所を意識する。一度に複数の仕事をこなす）をこなすために，環境にある複数の刺激を同時に処理することは重要である。注意の柔軟性を改善することで学校や職場でのマルチタスクに困惑することが軽減できるだろう。

推奨するコンピュータ課題
1) SBTP：Hurray for Change, Secret Files（秘密のファイル）
2) Lumosity：Ebb and Flow（落ち葉フロー），Brain Shift（ブレインシフト），Color Match（カラーマッチ），Train of Thought（機関車ラッシュ），Chalkboard Challenge（黒板チャレンジ）
3) FitBrains：Rock, Paper, Scissor
4) Brain HQ：Mind Bender（マインド・ベンダー）

注意の持続：一度に課題に取り組む時間を延ばすために集中力を必要とする課題を行う。過度な緊張を和らげ，集中し直すための戦略を身につける（例えば，短い休憩を取る，簡単なストレッチをする，水を飲むなど）。

  目標との整合性：長期の仕事をやり遂げたり，勉強したり，学校で注意を払うには集中力を保つことが必要である。緊張を緩和させる方略とともにこの認知機能を練習することでさまざまな場面への般化を行う。

推奨するコンピュータ課題
1) SBTP：Pay Attention, N-Back, Private Eye
2) Lumosity：Trouble Brewing（Cafe Lumosity），Train of Thought（機関車ラッシュ）
3) Brain HQ：Freeze Frame
4) FitBrains Classic：Street of Dreams
5) Mind Benders software

作業記憶：得られた情報に対して反応する間，情報を頭の中に保ち，操作することを必要とする課題を練習する。作業記憶は視覚的，空間的，言語的な情報を用いて訓練される。これにより情報の整理に役立つ方略を身につけるだろう（例えば，反芻，チャンキング［訳注：関連する事項をひとまとめにして記憶しやすくすること］）。

  目標との整合性：命令を実行し，意思決定を行い，目の前の作業を完遂するためには作業記憶に情報を保つ能力を向上させることが不可欠である。作業記憶を改善する方略は日々

図9　治療計画の見本1（つづき）

の生活をより機能的にするだろう。

推奨するコンピュータ課題

1) SBTP：Basketball in NY（バスケットボール イン ニューヨーク）
2) Lumosity：Rain Drops（雨つぶカウント）; Ready, Steady, Count
3) Brain HQ：To-Do List（トゥ・ドゥ・リスト・トレーニング），Juggle Factor（ジャッグル・ファクター），Auditory Ace（オーディトリー・エース），Card Shark（カード・シャーク）
4) Thinkin' Things 3：Stocktopus
5) Mind Benders software

中期の認知的目標

言語記憶：単語リスト，言語的指示，会話中の言語の内容を記憶する練習を行う。日常生活で実践可能な言語記憶の方略（例えば，反芻，記憶術，チャンキング）を身につける。

目標との整合性：指示に従い，やるべきことを覚えておき，仕事や学校や日常生活で必要な情報を覚えておくためには，言語情報を記銘し，正確に想起する能力を高めることが重要である。

推奨するコンピュータ課題

1) SBTP：Elephant Memory（象の記憶），Restaurant, Words Where Are You, You've Got Voicemail
2) Lumosity：Face-Name Recall, Familiar Faces
3) Brain HQ：To-Do List（トゥ・ドゥ・リスト・トレーニング），In The Know（イン・ザ・ノウ），Face Facts（フェイス・ファクト），Memory Grid（メモリー・グリッド），True North（トゥルー・ノース）
4) Thinkin' Things 2：Frippletration Auditory
5) Fit Brains：Shopping List, Guess Who
6) Fit Brains Classic：Busy Bistro, Memory Mountain Themepark

視空間記憶：視空間情報（すなわち，空間内の物体の位置）についての記憶課題を行う。記銘と想起に役立つ方略を身につける。

目標との整合性：視空間記憶を改善することで，重要な物や人の位置を把握して，学校，職場，近所などで単独でも行きたい場所にたどり着きやすくなるだろう。

推奨するコンピュータ課題

1) SBTP：Heraldry, Chunking, Around the World in 80 Trips
2) Lumosity：Face-Name Recall, Tidal Treasures（海辺の宝集め）
3) Brain HQ：Face Facts（フェイス・ファクト），Scene Crasher（シーン・クラッシャー）

図9　治療計画の見本1（つづき）

4) Thinkin' Things 2：Frippletration Visual
5) Fit Brains：Guess Who, Missing Pieces, Clock Recall
6) Fit Brains Classic：Memory Mountain Themepark

簡単な推論：単純な（1～2段階）の問題を解決するために論理的推論課題を練習する。
　　　　目標との整合性：単純な推論のスキルは，関連情報を整理し，有効な解決策に優先順位をつけることで，短期的で簡単な問題を遂行するために重要である。このスキルはスケジュール管理や，旅行，目標達成のための小さな問題の解決，仕事や学校の時間管理に用いられるだろう。

推奨するコンピュータ課題
1) SBTP：Secret Files（秘密のファイル），Decipher, Writing in the Stars, Basketball in NY（バスケットボール イン ニューヨーク）
2) Lumosity：Pet Detective（パット探偵社）
3) Fit Brains：Something Similar, Which is Different, Perfect Patterns
4) Thinkin' Things 1：Fripple Shop, Thinkin' Things 3：Stocktopus, Fripple House

後期の認知的目標

複雑な推論と問題解決：長期的な目標または複数の段階を必要とする複雑な問題を解決するための，論理的な推論課題を練習する。情報を整理し，計画を立てるための方略を身につけ，目標を達成するために段階的に問題を解決するスキル（例えば，戦略的な試行，正と負の双方のフィードバックを加味すること）を実践する。
　　　　目標との整合性：複雑な推論の能力を改善することは，煩雑な問題を解決し，多くの段階を踏んで課題をやり遂げ，長期的な目標を設定して，それを達成するために不可欠である。情報を整理し，目標を達成するために段階的な手順を踏まえた戦略を実践することは，社会的関係を調整し，独立した生活や，単独の旅行，時間の管理，学校や職場の仕事をやり遂げるために用いられるだろう。

推奨するコンピュータ課題
1) SBTP：The Towers of Hanoi（ハノイの塔）
2) Lumosity：Organic Order, Route to Sprout
3) Mind Benders, Thinkin' Things 3（Fripple House, Stocktopus），Crazy Machines, Where in the World is Carmen San Diego

図9　治療計画の見本1（つづき）

表 4　治療計画の見本 2（オーストラリア，北シドニー健康局の Joe Gorrell 氏の許可を得て転載）

目標	方略	プログラム	進歩
微細運動技能の改善	キーボードだけで開始 単純なマウス操作術が必要なプログラムの選択 長所を活かした作業 ── 豊富な語彙	Word Attack Spell-it-Dulexe Fripple House Frippletration	キーボードが楽に使える マウス操作が良好 かなりの改善 「より繊細な」運動課題（例えば，Factory）は多少困難
自尊心の改善	正常に保たれている機能を使う機会の提供（例えば，豊富な語彙，一般知識，算術能力） 他のソフトウェアの導入	Word Attack Mathblaster Math for the Real World	他者を指導することで自信を増し，課題に集中できるようになる 構造化された治療環境の中で認知機能の訓練を楽しむ
注意維持の改善	注意の持続を必要とする課題 ── 段階的に作業時間を延長 課題に失敗した時は，言語的に行動を調整することの勧め	Speedyracer Orangabanga Stocktopus	困難な課題を言語化する 簡単で面白い課題に注意を維持することができるが，複雑な課題では容易に気が散る
運動処理速度の改善	時間制限のある課題での練習 マウスとキーボードを用いた練習	Leap to complete Orangabanga	有意な改善
情報を保持して操作する能力，作業記憶，順序立てた思考の改善	試行錯誤的なアプローチを用いないように促す 計画的アプローチの実践を推奨 複雑な言語表現の処理と問題解決課題を練習	Stocktopus Mathblaster（例：樽，玉突き台課題） Math for the Real World Factory Deluxe	トップダウンおよびボトムアップ型の計画を用いて，4〜5段階の仕事について頭の中で計画する ── 時々失敗が認められるので，言語化を練習する機会として用いる 優れた算術技能があっても，課題に集中し簡潔なアプローチを保つには促しが必要 複雑な数式で気が散ってしまう 質問を言い換えてから，数回繰り返すよう提案
時間管理，課題主導，課題終結，セルフモニタリングの改善	自主的に来所・退出することを推奨 セッションの計画，個人記録の利用，時間の自己管理，時計の利用		アイコンや CD-ROM を使える Start menu の利用にわずかな困難 繊細な協調運動が不十分 面白そうなものに気を取られ，他の治療室に行ってしまう

第7章 具体的な認知機能障害の治療方略

I．注意と作業記憶の障害の矯正

　Neuropsychological Educational Approach to Remediation（NEAR）はさまざまな学習過程において，注意に関する多様なドリルと練習問題を用いている。NEARはまた，参加者の認知機能に関するフィードバックと具体的なエピソードに基づく議論を通じて，メタ認知的な気づきや，注意覚醒のセルフモニタリングを促進する。このような議論は，参加者が批判されていると感じないように，さりげなくなされるべきであり，参加者の認知スタイルに関する一言二言でかまわない。例えば，認知矯正療法士（CRS）は「みんながそれぞれの認知スタイルを持っています——私はあなたが同時にたくさんのことに注意を集中していることに気づきました」と言ってみる。自分自身の認知スタイルを気づかせ，学習センター以外の状況での注意機能に関連する具体的なエピソードを考えさせるように，優しく勧めてみるとよい。不適応的な部分について述べる前に，まずは，本人の認知スタイルがいかに適応的であるかという点について話し合うようにする。もしCRSが「同時にたくさんのことに注意を集中すると，いったいどんな風に役立ちますか」と聞くと，参加者自ら「そうすれば退屈しないと思ったのだが，上司が落ち着いてひとつのことに集中すべきだと言うのです」と述べるかもしれない。

　注意（すなわち，短期的，持続性，選択性，配分性）や作業記憶の改善に役立つ可能性があるソフトウェアは多数存在する。教育系のソフトウェア会社がつくるソフトウェアの中には，注意（AT）や作業記憶（WM）の改善を目指して開発されたわけではないにもかかわらず，魅力的であるうえに，これらの能力の改善に有用なものがある。例えば，Math Arena（Mistake Catcher，Quick Changeなど）の課題は，注意の改善が期待できる。Fripple House（Thinkin' Things 3）とMind Benders（他2つのタイトル）は，作業記憶に大きくかかわる問題解決の課題である。注意と作業記憶にアプローチできるオプションがある課題としては，Brain HQ（To-Do List（トゥ・ドゥ・リスト・トレーニング）［WM］，Card Shark（カード・シャーク）［WM］，Auditory Ace（オーディトリー・エース）［WM］，Target Tracker（ターゲット・トラッカー）［AT］など）や，FitBrains（Secret Symbols［AT］，Paint Drops［AT］，Reverse Codes［WM］など），Scientific Brain Training Pro（N-Back［WM］，Find Your Way［WM］，Pay Attention［AT］など），Lumosity（Tidal Treasures（海辺の宝集め）［WM］，Memory Match（メモリーマッチ）［WM］，Trouble

Brewing（Cafe Lumosity）[AT]，Star Search（ロンリースター）[AT]，Playing Koi [ATなど] が挙げられる。

　注意機能の矯正は，典型的には，構造的な視覚走査と基本的な選択的注意に関する練習問題で始まるが，注意の配分，作業記憶，注意の持続といった機能を試す練習問題が付け加えられていくため，次第にその難易度を増していく。注意機能の課題は，さまざまな学習の文脈，多様な知識の領域，さまざまの刺激様式（すなわち，視覚，聴覚，言語，非言語）を使って提示される。セッションの関心が問題解決に移った後でも，注意は周期的に治療介入の目標となる。精神症状の増悪があった場合にも，基本的な注意訓練に立ち戻ることが有益な場合がある。

II．記憶障害の矯正

　記憶は，情報を符号化し，貯蔵し，検索し，そして想起する能力であり，以前の経験から学習や適応する能力をもたらすものである。記憶は自立や仕事，関係性の維持に大きな影響を与える重要なプロセスである。例えば，予約時間を覚えておくという能力は，情報が注意の対象となり，符号化され，貯蔵され，そして想起されることを必要とする。この一連の段階のどの時点においても障害が起こる場合があり，結果として記憶力低下が生じる。おそらく記憶は複合的な機能なので，複数の認知機能を標的とし，しかも単純な記憶技能の繰り返しではないような，包括的な治療方略が記憶障害の治療には最善である。記憶障害の一部は注意機能の低下のために生じるので，CRS は，後で情報の想起が大切な場合は，注意や記憶しようとすることの重要性について，参加者とよく話し合うべきであろう。

　参加者にとって，よく注意し，復唱し，メモを取るといった方法は，直観的にも理にかなった技法だ。他の代償的方略としては，一定の時間間隔での学習内容の繰り返しのリハーサル，既存の知識や経験への関連付け，学習内容を明白なカテゴリーにグループ分けするためのチャンキング（訳注：関連する事項をひとまとめにして記憶しやすくすること）の使用が挙げられる。これらの戦略や他の戦略についての例は第 9 章の橋渡し（ブリッジング）グループや，代償的な方略に触れる他の部分で説明する。こうした単純な記銘法や代償技法を覚えることで，記憶および体系化は改善しうる。参加者はコンピュータ課題に取り組んでいる間にこれらの戦略を練習し，記憶術が自分のパフォーマンスに及ぼす影響を観察することを勧められるべきである。

　鍵の置き場所を見つけたり，予定を決めたり，受けた電話を返すことが苦手な参加者に対しては，環境的な補助具の提供が有用である。スマートフォンのアラーム，整理用具，鍵を吊るすフック，付箋，チェックリストの使用が推奨されるのは，多くの参加者にとって使ったことがない，優れた記憶の補助具だからである。CRS は現在の生活に適したカレンダー

や予定表を個人的に選ばせて参加者の興味を惹くことによって，内発的動機づけと，外的補助具の利用を促進するべきである。参加者が予定表を使うのを最初は援助し，セッションの最初の数分で予定表に最近書き加えられた事項を見直すことによって，ますます自主的に利用するようになる。もし予定表を使うならば，本人に予定表を見ることを思い出すきっかけとなるものを確認しておくことが重要だ。例えば，もし日課表がポケットに入っていれば，ポケットに手を入れてその用紙に触れる毎に，日課表を確認するきっかけとなる。

　学習系のソフトウェア制作会社およびインターネットを通じて，記憶を補助するように考案されたソフトウェアの入手が可能である。Brain HQ, Lumosity, Scientific Brain Training Pro，およびFitBrainsはすべて，言語記憶と視覚記憶の改善のための複数の課題がある。Lumosityの「Face-Name Recall」は記憶課題と社会的職業的機能を橋渡しする。Brain HQの「True North（トゥルー・ノース）」は日常の地下鉄や電車通勤と記憶を橋渡しすることで，経路を考えるうえで記憶や作業記憶を使えるようにする。また，記憶の向上を意図せずに製作されたソフトウェア課題の多くについて，課題の内容を注意深く調べてみると，実際は記憶に必要な技能を高めていることがわかる（例えばHot Dog Stand, Concert Tour Promoter, Where in the World Is Carmen Sandiego?）。

　さらに，記憶を確認するような質問を発することも大切である。例えば治療者は，問題解決の課題に取り組んでいる参加者に対して，「今取り組んでいる課題の目標は何ですか」「前回はどんな課題に取り組んだのですか」「このプログラムを立ち上げる方法をXさんに説明してもらえますか」などと尋ねるのもよい。こうした記憶の確認は，洞察を高めるために必要な要素であるセルフモニタリング，自己認識，メタ認知を促進する。

Ⅲ．問題解決の障害の補正

　批判的思考能力は，問題解決のために必要だが，21世紀において職業上の成功を収めるためには最も欠かすことのできない技術の一つと考えられている。この技能の重要性のため，一般的な教育場面では，かつては考えられなかったほどに，批判的思考を指導することの重要性を強調している。教育心理学が批判的思考の指導に与えた重要な貢献の大部分を，NEARは治療過程に取り込んできた。

　精神疾患患者向けの認知矯正療法のプログラムに合わせて利用することができる批判的思考のカリキュラムや教育活動は，数多く存在する。批判的思考は，問題解決のための諸技能に加えて，注意と作業記憶を必要とする。このため，問題解決が治療の焦点となっている場合，矯正を必要とする他の認知機能がいくつも同定される。批判的思考の訓練を行えば，必然的に注意，作業記憶，処理速度を鍛えることになるだろう。

　効果的な問題解決のためには以下の多数の認知機能が必要である。注意，考えている間に

情報を心に留めておく能力（作業記憶），問題の本質的な特徴を見極める能力，知的柔軟性，概念形成，類推的または機能的または演繹的な推論，決定，開始，計画立案，体系化，順序化，セルフモニタリング，最後までやり遂げる能力。NEAR は，さまざまな認知機能を反復して訓練するような，コンピュータを用いた個人課題と集団課題を提供することによって有効な問題解決の方略をはっきりと教示する。参加者に学習センターで修得した技能が日常生活でどのように役立てられるか議論させることにより，問題解決方略のメタ認知が促進される。

　問題解決の矯正は，基本的な順序化，概念形成，類似点と相違点の識別，簡単な推論に焦点を当てた，構造化された課題から開始する。遂行機能の主要なポイントを訓練するのによいソフトウェアとして，「Hurray for Change [SBTP]」「Organic Order [Lumosity]」「Basket-ball in NY and Secret Files（バスケットボール イン ニューヨークと秘密のファイル）[SBTP]」「Rock, Paper, Scissors [FitBrains]」「Mind Bender（マインドベンダー）[BHQ]」「Factory Deluxe」が挙げられる。さらに複雑で目標が遠い問題解決の課題は，教育的なソフトウェアに多く，視覚課題と言語による課題がある「Mind Benders」や，「Where in the World Is Carmen Sandiego?」「Thinkin' Things 3」「Crazy Machines」「Concert Tour Promoter」がある。

　参加者がこのようなソフトウェアを初めて使う時には，入門教育的な指導と促しが必要だ。参加者は，課題を行うのに必要な手順を教えられた後は，自主的に課題を進めていくことを促される。しかし，参加者の中には課題にうまく取り組めるようになるために，かなりのモデリングと反応形成を必要とする者もいる。参加者が基本的な手順と原則を習得した時点で，CRS はいっそうの自主性を促しながらも，問題の重要な細部に注意を払ったり，判断過程を体系化するための援助を続けるようにする。

　効果的な問題解決技法では，さまざまな仮想的な，あるいは現実的な文脈の課題，またはより遠い複雑な目標を解決する課題が，段階的に導入されていく。参加者は自分の言葉で問題解決方略を説明し，日常生活の他の場面における具体例を考えるよう促される。CRS は，参加者の注意が目標，問題の性質，目標達成に必要な手段に向かい続けるように援助する。また，彼らが到達した結果を検討して，もし必要なら，解決法を修正するように促すことも重要である。参加者は，問題解決の過程を振り返ることによっても学習する。

　CRS は参加者を適切な難易度レベルに導かなくてはならない。問題解決の難易度レベルは次に説明するいくつかの基準で決められている。

1．問題を理解するのに必要な作業記憶の程度

　もし参加者の作業記憶が低ければ，参加者は解決しようとしている問題の目標と性質を理解するのに十分な時間だけ，情報を保持することができないだろう。例えば「Where in the

World Is Carmen Sandiego?」は,「Hurray for Change」よりもはるかに複雑な問題解決課題となっている。前者では問題を解決するために,後者より多くのステップと情報を頭の中に置いておかなければならない。

2. 必要とされる手続き的知識と宣言的知識の程度

手続き的知識は,目標達成に必要な個々の手段に関する知識である。例えば,「Pet Detective（ペット探偵社）［LUM］」では,動物の採集を計画し,ルートを組み立て,必要な歩数を計算し,定められた歩数の中で実行する。一部の参加者にとっては,この一連の手順はあまりに複雑なため,1段階だけで解決できる別の課題が望ましい。

宣言的知識は問題を解くのに必要な蓄積された知識である。飛行機を組み立てるには,航空力学の知識が必要だ。「Around the World in 80 Days」では,地理に関する知識が役に立つが,必ずしも必要ではない。プログラム自体が地理を教えてくれるからである。NEARでは参加者が知識を持っていない可能性があるため,特定の領域の知識をあまり必要としないソフトウェアを使用する。

3. 目標設定の明確さの程度

参加者の多くは目標が明確な,構造化された課題を好む。好きな食べ物についてレポートを書くことは,何をもって完成とすればよいのかが完全に明確になることは決してない分,「Mind Benders puzzle」に取り組むよりも難しい。そのようなレポートは,何度も校正や訂正が可能で,よりよいものに改善できるが,それに対して「Mind Benders puzzle」の目標は明確で,パズルを解くことである。参加者が進歩するにしたがって,より曖昧な課題目標に取り組むことを援助することが大切である。

参加者が,構造のはっきりした課題を複数修了し,基本的な問題解決方略を首尾よく実行できるようになったら,構造の曖昧な,より難しいソフトウェアを導入してよい。課題の難易度が高くなるに伴い,自己決定,情報の統合,体系化,セルフモニタリング,高次の推論といった能力を発揮する必要が生じてくる。歴史紀行,アニメ映画作り,小規模のビジネス事業のような,模擬現実や空想的な状況設定の中で,こうした能力を試すことができるような学習ソフトウェアやインターネット上の課題が存在する。

より高次の問題解決と遂行機能の矯正に取り組むようなトップクラスの参加者にとっては,関心のあるトピックに関するプレゼンテーションの作成が,効果的でやりがいのある課題である。このような課題は,自主性,自己決定,最後までやり遂げる能力を促進する。プレゼンテーション作成にあらかじめ設定されているフォーマットは豊富にあり,入力した情報を自動的にデザインすることも可能である。これらのフォーマットは,参加者に構造を提供し,効果的なコミュニケーションスキルを教えてくれる。参加者は「自己紹介」「大好き

なペット」「私が知る最高のスポーツチーム」「好きな夏の食べ物」など興味のあるトピック選び，5枚のスライドでプレゼンテーションを行う。

　高次の遂行機能に関連するもう一つの課題は，参加者に学習ソフトウェアを批判的に評価させることだ。これは，グループ学習や個人で使用するための認知機能訓練課題をテストし，評価するように依頼することになるので，「学習センター」でピア・メンターやリーダーシップの役割に関心を持つ人のための課題である。この課題では，説明書を丹念に読み，どのソフトウェアが役に立つ可能性が高いか考える必要がある。この課題を上手に行うには，参加者は「学習センター」の目的を理解し，ソフトウェアを評価するのに十分な批判的思考を発揮しなくてはならない。

　参加者がソフトウェアを選んだら，それを注文し，ソフトウェアが届けば試すことができる。大抵のソフトウェア制作会社は無料のお試し期間を設定している。こうした活動は参加者の批判的思考を向上させ，参加者に「学習センター」での重要な役割を与えることになる。彼らは自分の技能が重視されていることを自覚し，グループ活動への重要な貢献者とみなされることに喜びを感じる。ソフトウェアの選択と分析については第4章で詳細に説明する。

IV．学習の促進：治療者はどのように関わるべきか？

　CRSは参加者が訓練を行うための新しいソフトウェアを常に紹介し，課題を完遂するための手順を指示する。プログラムが手順を示したとしても，課題の目標と手順を説明するのは依然として治療者の仕事である。最初に，CRSは課題が何に役立つのか簡単な説明をして，手順を示す。その後，参加者の少し後ろに座って，課題を行うように口頭で指示する。参加者が課題の手順に慣れてくると，CRSは参加者が活動を探索し練習できるように距離を取る。参加者が自主的に課題を達成できるようになるにつれて，教えることは徐々に減っていく。CRSが直面する可能性のある最も難しい問題の一つが，参加者の欲求不満耐性がどの程度であるかを判断することだ。介入は，能力が低いという参加者の自己認識を強めるので，必要がなければ介入すべきでないが，やめてしまうほど強い苛立ちを経験させてもいけない。

　参加者の中には，明らかに見て取れるような苛立ちのサインを示して，セルフコントロールを失うように見える者がいる。しかしその一方で，そのような参加者に早期に介入すると，参加者は憤りを示し，成功の機会を奪われたと感じる者もいる。苛立ちをよく口に出して訴えたり，大げさに表現するのは，その人の普段のやり方そのものである。CRSは「あなたが手でばーんとテーブルを叩いた時，そろそろうんざりしたのかな，と思いました。でも，あれは多分，実際に仕事に取りかかる時のあなたなりのやり方だったのでしょうか」

と，声をかけることができる。叩くこと，悪態をつくことなどの大げさな振る舞いは，問題解決の方法としては社会には受け入れられず，そんなことをすると，他人が心配して介入してくるため，目標に到達する機会を失ったり，さもなければ，他人は離れていき，周りで助けてくれる人を失い，成功を勝ちとるチャンスがなくなることを本人は認識しなければならない。

一方で，静かに画面を見つめているだけで，活動の兆しがまったく見られないままに何分もの時間が過ぎていく参加者もいるだろう。そういう時には「作業は順調ですか。あなたがやっている課題の目標は何ですか。次に必要な対応は何ですか。あなたが時々とても静かになることに気づきました。それは，課題が困難になった時に一息つくためのやり方ですか。私はいつでも喜んであなたとこの課題に取り組むつもりでいるので，私を呼んでも構わないのですよ」と，声をかける。こうした望ましくない振る舞いを変えるための第一歩は，自覚を持たせることだ。治療者が状況を理解して，参加者の振る舞いに対して，批判的にならず，観察の事実を述べることで，自覚が生まれる。

また，学習センターでの自身の活動を，参加者が現実の生活状況に関連づける（**般化**ということの概念は第2章で述べられている）上で有用な意見を述べたり，質問をすることは，治療者の重要な仕事だ。これらの橋渡しのコメントは初回では控えめにしておき，参加者が不安であったり，コンピュータのパフォーマンスが低下していたり，または学習センターや課題や手順に慣れた頃の，4回目くらいのセッションで初めて出すべきである。参加者がルーチンに慣れ，課題に十分に熟達して包括的な目標に関する見通しを持つ前に，橋渡しをするようなコメントを与えることには利点がない。課題について学び始めた時点では，技能を身につけ，課題を習得することに関心が向けられるため，学習者は課題での行為と実生活での行為とのつながりの意味を十分に理解することはできないだろう。

物事を抽象的に考える能力は参加者によってかなり異なるため，治療者と参加者の双方にとって，ソフトウェア課題と現実の間の橋渡しという問題はより困難になる場合がある。学習センターでの訓練課題には容易によく取り組むようになるが，介入に対しては懐疑的であったり，認知矯正療法そのものに内発的な動機づけが低い参加者には，早期の橋渡しの質問や発言が有益であることが多い。このような参加者を，継続的に，深く作業に惹きつけておくために，その人の個人的な目標に基づいた認知機能訓練の価値を確立することがなによりも重要である。

V．助言付き質問方略

以下のパートは，CRSが学習センターでの課題に取り組む参加者に対して，その能力を最大限に発揮できるように発する質問の例である（**図10**参照）。

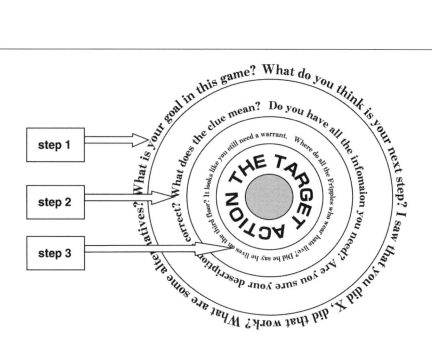

(中央に)「目標行動」の周囲に同心円状に外側から Step1, Step2, Step3 の順に並ぶ。
Step1：このゲームでの目標は何ですか。次に取るべき対応はどのようなものだと思いますか。あなたが X をされたのは知っていますが，うまくいきましたか。他の方法は何かありますか。
Step2：あの手掛かりが意味するものは何ですか。必要な情報はすべて揃っていますか。あなたの説明は本当に正しいですか。
Step3：帽子をかぶった「Fripple」はみんなどこに住んでいますか。彼は 3 階に住んでいると言いましたか。また逮捕令状を必要とするようですね。

図 10　助言つき質問方略のステップ

1．一般的な質問

参加者が課題に悪戦苦闘しているように見える時に，初めに尋ねるべき質問である。

1）このゲームに取り組むにあたって，あなたの目標は何ですか
2）次に取るべき対応はどのようなものだと思いますか
3）目標に到達するために取りうる異なった方法は何ですか
4）あなたが X をされていたのを知っていますが，うまくいっていますか。もし，うまくいっていなければ「前に戻って何か別の課題に取り組みましょう」

2．より具体的な質問

もし，一般的な質問で参加者をうまく誘導できない場合には，より具体的な質問を用いるとよい。

1）あなたが犬と猫を乗せるのを見ましたが，このポジションから鳥を乗せるために必要な歩数を数えましたか（Pet Detective（ペット探偵社），LUM）
2）いま試している方法が効果的かどうか心配に思います。私は時に，覚えやすくするために単語をカテゴリに結び付けています。あなたはこのリストの中で一緒にできる単語を見つけられますか（Elephant Memory（象の記憶），SBTP）
3）あなたがプログラムを開いたことは素晴らしいことです。今度は取り組みを始める必要があります。あなたの注意を向上させるために教えられた課題は画面の中のどこで選ぶことができますか
4）最後の単語は *boat* で B から始まっています。ということは，私たちはその前の単語の最後が B であるとわかりますね。画面をよく見て，あなたはどの単語を選びますか（Hurray for Change, SBTP）
5）到着列車は東に向かって走ってきました。この駅に入ったのはどちらの方向からですか（True North（トゥルー・ノース），BHQ）
6）紫色の Fripples についてあなたが気づいたことをすべて教えてください（Thinkin' Things3：Fripple House）

課題に対して能力を最大限に発揮できるようにする質問に加えて，CRS は，その活動が現実生活にどのように置き換えられるかを尋ねてみてもよい。

1）このゲームを実行することが，「学習センター」以外の場所でどのように役立ちますか
2）このゲームであなたがしていることは，現実の生活でしていることと似ていますか
3）記憶に問題があると言われましたが，このゲームがあなたの役に立ったと思いますか。どうして役に立ったのでしょうか

第8章 治療の各段階について

Ⅰ．治療開始時

1. 初回のセッション

　初回のセッションでは，新規の参加者に認知矯正療法を紹介し，一人ひとりを学習センターに歓迎する。運営が軌道に乗っているセンターでは**ローリング・アドミッション**方式を用いる。これは全体で同じ開始日，終了日を設定するのではなく，参加者が卒業または中断してスポットが開くたびに，次の参加者が導入される仕組みである。言語セッションでは，どのシナリオにもそれぞれの難しさがあり，認知矯正療法士（cognitive remediation specialist：CRS）がよりよく準備するほど，参加者がより円滑に取り組めるようになる。

　新しいグループを始める際には参加者に手続きを説明し，2回分のエクササイズを行ってから，それぞれの参加者に合わせた個別の認知機能訓練を行うようにする。ある程度セッションが進んだグループに新しい参加者が加わった場合，その参加者は見知らぬ人たちのグループに入って学習を開始することになるので，初回セッションの冒頭で少し時間を割いてポジティブな経験となるような声がけを行うべきである。先にグループに加わっている先輩参加者が新しい参加者が慣れるように支援する役割を担ってもらうと，新しい参加者の導入はグループ全体としてポジティブな経験となる。

　新規参加者が学習センターに参加する前に幾つか行うべきことがある。コンピュータセッションの開始前には，CRSが使用するコンピュータを立ち上げ，ログインした状態にすべきである。またインターネット上の認知機能訓練プログラムを使用する場合は，事前に参加者のアカウントを作っておく。ユーザーネームは覚えやすいものにし，パスワードも参加者全員にとって覚えやすいものにする（例：「Hello」）。こうすることで，コンピュータセッションの時間を無駄にしないようする。参加者それぞれのフォルダを用意して参加者が学習した認知機能領域やプログラムを記録する。この記録の書式については付録の**様式8.1**と**様式8.2**に示した。フォルダにはオンラインの訓練プログラムについてユーザーネームやパスワードを記録しておくとよいだろう。フォルダは参加者が到着した時に利用できるようになっているとよい。

　初回のセッションでは新規の参加者を他の参加者に紹介する。その後，インテーク面接で聴取したその参加者のリカバリー目標や，既に挑戦した認知機能訓練課題があればそのことについても言及すると，メンバーに覚えてもらうのに役立つかもしれない。その後利用者

は，出席票の記入の仕方を教わる。（付録**様式 8.3** セッション出席票）

　新しい参加者に積極的に質問する機会を与え，ヒントやフィードバックを与えることで，うまく学習の仲間になってもらうようにする。CRS は参加者の個人フォルダを見せて，それぞれの参加者は各セッションの初めに自分のフォルダを取ってきて，過去に実施した課題のリストからその日のセッションでやる活動を選択することを説明する。また，セッション後は参加者に取り組んだプログラムについて記録してもらうことを説明する。記録する内容は，セッションを行った日付，プログラム名，活動内容，使用したコンピュータである。治療者は書式の記入例を示しながら，個人のフォルダが参加者の学習センターでの活動と進歩の記録としてどのように役立つかを説明する。参加者に自身と，最初に行った課題の名前を記入してもらう。初回参加者が複数いる場合は，この先のステップはグループで実施し，各参加者が手順を実践できるようにするとよいだろう。

　CRS はパソコンにプログラムの CD を挿入して見せたり，インターネットブラウザを立ち上げて見せて，参加者に課題を始める方法を実演する。大部分の参加者にとっては，実際にコンピュータを動かすことがやり方を学ぶ一番よい方法だが，もし参加者がコンピュータをほとんど触ったことがない場合は，マウスの使い方やコンピュータの操作法を簡単に説明したほうがよい。例えば次のように声をかけるとよいだろう。

　「見てわかるように，画面が明るくなっていてアイコンが見えますね。すぐに使える状態になっています。認知機能，脳機能を向上させるエクササイズのためにこのパソコンを使います。（CD-ROM を使うプログラムの場合）エクササイズの中には CD を使うものがあります。ドライブのボタンを押すと開きます。CD を入れてください。ほとんどのエクササイズはインターネットにつないで行います。ブラウザソフトを立ち上げて，エクササイズのホームページにアクセスしましょう。こうやって一緒にやっていくことで，インターネット上の好きなプログラムにアクセスしたり，選んだ課題を行うためのマウスやキーボードの操作に慣れることができます。マウスでクリックして，コンピュータを思うように扱えるようになるまで，それほど時間はかかりません。間違うことに恐れずに取り組みましょう。間違うことも学習の一つですから」

　CRS はブラウザソフトを立ち上げて，オンラインの認知機能訓練プログラムの一つのサイトにアクセスして開始するまでの数分間を実演する。多くの参加者にとって，オンライの認知機能訓練プログラムのサイトは非常に情報量が多く，何をすればいいのかわからないだろう。画面を何回も見返し，出ている大切な情報に焦点をあてることが大切である。画面上で，視線をワイパーのように往復させるやり方を教えることが役に立つ場合がある。

　参加者個人のアカウントにログインするために，ユーザー名，パスワードの入力の仕方を一段階ずつ指導する。CRS はやり方を説明するが，マウス，キーボードは参加者に操作してもらうようにする。マウスについては，カーソルがどのように動くか，左クリックがファ

イルやアイコンの選択を意味すること，1回のクリックとダブルクリックの違いなどを学んでもらう。WindowsのOSであればメモ帳（Notepad）やコントロールパネルのマウスの項目のところで，キーボードによる文字入力やマウスの速さ，ダブルクリックの速さなどを調整することができる。

　これらの準備ができるといよいよ初回のコンピュータセッションを開始する。明確な目標を短時間で達成できるようにきちんと構造化されているものが，よい初回のコンピュータセッションといえる。使用するプログラムとしてはCDベースのものとしてはThinkin' Things 2のFlippletration，インターネット上のものとしてはScientific Brain Training Proの中のElephant Memory（象の記憶）を用いるとよいだろう。CRSは例えば下記のように声をかけるとよいだろう。

　「あなたはもっと社交的になりたいと仰っていましたね（あるいは，その参加者の目標を言う）。そうなれるように思考力を伸ばすプログラムを幾つか用意しました」。その後，課題の内容について説明する。例えば，Elephant Memory（象の記憶）に取り組む場合は，目で見た単語を記憶する課題で記憶力を向上させる課題であると説明する。具体的な声がけは下記の通りである。

　「この課題では，単語のリストが画面に出てきます。なるべく多くの単語を覚えてください。後で，別に示される単語のリストの中から，覚えている単語を選んでもらいます。多くの人は，単語を覚える時にちょっとした戦略を用います。これについては後で話し合いましょう。それではまず，最初のレベルの課題に取り組みましょう。まずは課題に慣れてください」

　CRSは参加者の斜め後ろに座って必要な場面で声がけをする。あまり支配的にならないように気をつける。参加者に質問したり，見ていて気がついたことをコメントしたりしながら，直接的に課題の正しいやり方を教えることがないよう，うまく促すことを心がける。一定の頻度で，かつ課題への取り組みに即してポジティブなフィードバックを与える。「素晴らしいですね」という抽象的な声がけをせず，何が素晴らしいかを伝える。「難しい課題ですが，あなたのやり方はいいですね」とか「覚えようとしている単語を声に出して繰り返し呟いていましたね。これは役に立つ方略ですね」，あるいは「この課題を取り組むのに苦労されていましたね。でも頑張って，うまくいきましたね」などと声をかけるとよいだろう。

　参加者の中にはいつもCRSからのフィードバックを求める人もいる。CRSは初めのうちは，このような承認欲求を満足させるべきである。しかし参加者は練習によって，声がけせずとも，親指を上げるといった非言語的な動作を承認の証と受け取ることができるようになる。最終的には，定期的な承認を受けずとも，独立して，かつ自信を持って取り組めるようになることを目指す。

　複数の参加者が同時に初回のセッションを迎えた場合は，全員に同じプログラムを用い

て，やり方を説明する。その後，反復して取り組む作業は参加者それぞれでやってもらうとよいだろう。2番目に行うプログラムも同じプログラムにして全員に説明し，その後は個別で同じ課題に取り組んでもらう。その後にCRSは，参加者の基本的な能力を踏まえて，個別に参加者について指導していくのがよいだろう。例えば，ある参加者は3番目の課題に取り組みたいと思うだろうし，別の参加者は2番目の課題をそのまま続けたいと思うだろう。コンピュータセッションは1時間であるが，初回のセッションでは2つか3つのプログラムについて10分程度取り組んでもらい，ブリッジングのための，振り返りの議論をするのがよい。

　もし最初の課題で参加者が集中困難であったり，ストレスを感じているようであれば，CRSは次の課題に進むことを提案し，それまで取り組んでいた課題についてどんな発見があったか，日常生活に役に立ちそうかどうか，別の日だったらその課題に取り組みたいと思うかなど尋ねるとよい。2番目の課題は目標が具体的で，短時間で終わるプログラムを提示する。課題に関する指導を常に与えることが大切である。指導が与えられなかったために，参加者が自分で理解しないといけないという状況にしてはいけない。コンピュータの課題をある程度行って，橋渡し（ブリッジング）の議論に進める準備ができたら，コンピュータセッション用の記録用紙に課題内容を記入してもらう。

　注意が散漫である，あるいは我慢強く取り組むのが難しい参加者はプログラムをあれこれ立ち上げて少し取り組んでは，すぐに消して別なプログラムを立ち上げたりする。CRSは，認知機能の評価を行った検査者から，落ち着かなさがあるか確認しておいて，初回のセッションで3つの課題に集中させることを心がける。取り組みやすく，継続的で素早いフィードバックを得ることができる課題から開始することが重要である。こうしたタイプの参加者は，最初のうちは，短い課題の方がうまくやることができる。

　治療初期には教師のように振る舞うことを心がけることが重要である。参加者が課題の進め方を学習することを手助けできるように，求められる分は指導する。CRSは参加者に課題のやり方を教えるのにあたって，コンピュータの画面に出ている教示に頼るべきではない。参加者はまだ独立した学習者になっていないから治療プログラムに参加しているのであるし，適切に課題を紹介するのは治療者の役割である。Neuropsychological Educational Approach to Remediation（NEAR）では多くのインターネット上のプログラム（LumosityやBrain HQなど）を用いるが，CRSはそれぞれの課題の簡単な説明書を参加者と一緒にレビューするか，参加者と一通りの課題をやって見るとよい。

　説明する際にはわかりやすい言葉で言い換えるか。逆に参加者に説明してもらえば，参加者の理解度も確認できる。説明書を忍耐強く読めない参加者は，治療者から簡潔に説明してほしいと思うかもしれない。

　それぞれの課題について操作法（矢印キーやクリック，ドラッグなど）を確認し，参加者

にとってちょうどよい難易度で取り組めるように調整する。初めて取り組む課題について，初めにCRSが練習課題を行い（なければ説明書や本番の課題を使って），操作法や取り組み方を説明する。その後，参加者に「次はどのように取り組みますか？」と声をかけて，実際に取り組んでもらう。必要に応じて教示を説明し，うまく操作できた場合にはフィードバックの声がけをする。CRSは参加者が課題の目的，手続きを理解しているかどうかを確認する。反復して取り組むことや方略を見つけることが重要であると，強調して伝える。参加者が途中で中断せず頑張って取り組んだ後は，よく頑張りましたと称賛の声がけを行う。初回のセッションで教育的に指導を行う時に役に立つポイントを以下にまとめた。

- 新しい課題の内容や操作法について順序立てて，手短に説明する。細部の説明や，使用する語句は，参加者の認知機能に合わせる。
- 新しい情報を紹介する際には，CRSが繰り返し実演し，参加者には練習の機会を提供する。
- 参加者の中には，コンピュータの課題に取り組む際に，メモを取りたいと言う人がいる。例えばインターネット上のプログラムについて，立ち上げ方，ログイン法などの手順をノートに記録することがある。その他，課題の中でどんな反応をすべきかを付箋に書いてモニターの横に貼る人もいる。こうしたノートや付箋はその参加者のフォルダに収納して，セッションのたびに取り出して使うとよい。
- マウスに不慣れで，選んだり反応したりする時にどのボタンをクリックするかわからない場合は，マウスの左ボタンにステッカーを貼って，クリックするボタンを明確にするのがよい。
- 振戦があってマウス，キーボードの操作が難しい場合は，リストウェイト（手首に装着する重し）を使うか，専用のマウスを用いるとよい。リストウェイトはオンラインストアかスポーツ用品店で購入可能である。
- 参加者が心地よいと感じるペースで進める。参加者の態度や表情などの非言語的な側面に注意を向け，受身的に学ぶよりも，自発的に取り組む時間が長くなるようにする。
- 認知機能を異なる文脈で鍛えるために，毎回のセッションで少なくとも2種類以上の課題を行うべきであることを，単純で目標が明確な課題を用いて説明する。例えば，処理速度に特化した課題（LumosityのSpeed Match（スピードマッチ）など）をセッション全体で行うことはせず，2番目，3番目の課題として同じ認知機能を駆動する課題だが，刺激素材が異なる課題（Spatial Speed Match（空間スピードマッチ）），より難易度の高い課題（Speed Match Overdrive（スピードマッチ上級編）），別の認知機能も必要となる課題（Ebb and Flow（落ち葉フロー））などを行うとよいだろう。また，問題解決能力に特化した複雑な課題に多くの時間を割いている場合は，それ以外の時間は，

疲労を回復するような課題に取り組むとよいだろう。
- 認知機能を伸ばす活動であることを強調することを心がける。ポイントや星の数など，それぞれの課題で，訓練によって伸びる指標に注目させるようにする。

2．2回目以降のセッション

　最初の6セッションでは，3〜5種類の認知機能訓練課題を導入する。検査で同定された認知機能が障害されている領域と，それとは別の，低下した領域を代償性に支えるために必要となる認知機能領域を対象とした課題を選ぶ。CRSはより構造化されている課題から始め，徐々に複雑な課題を取り入れていく。複雑な課題とはゴールまでの道のりが遠かったり，複数の認知機能が組み合わされている課題である。初期のセッションは，認知機能訓練の開始地点であるのと同時に，参加者に学習センターに行って学習を続けたいという動機づけを持たせる役割も持っている。開始前の認知機能評価やセッションでの参加者の様子を観察することで，参加者の興味関心，能力を把握する。そして参加者に初回で用いる課題を説明し，さらに，新規のより複雑な課題をどの程度のペースで紹介するかを伝える。第4章でも言及したが，知的な洗練度，必要な言語能力，要求される全般的成熟度合い，などの課題の属性を考慮して，参加者が適切に学習経験を得ることができるよう心がけるべきである。

　参加者は毎セッション，自分のフォルダに入れてある課題のリストを見て，どの課題を行うかを自分で選択できるようにする。CRSは，参加者が適切な選択をするのに十分な数の課題を紹介し，毎セッション適切な数の課題を行えるようにする。課題の紹介において，参加者の認知機能やリカバリー目標に即して，個別化されたコメントをつけるとよい。例えば，「あなたは，職場で上司から仕事の指示を与えられた時にきちんと対応できるようになりたいと仰っていましたね。そのために注意と記憶をもっと伸ばすことが重要です。ですのでこの課題に取り組むのはどうでしょうか？　あなたの役に立つと思います」などという声がけを行う。課題を変更することを億劫に感じている参加者に対しては，以下のように声をかけるとよい。「学習センターに来るというのは，いわばスポーツジムに来るようなものです。センターでは筋肉ではなく脳を鍛えるわけですが。ジムに行って右手でウェイトを上げる訓練だけを繰り返すなんてことはしませんよね。そんなことをすると右腕ばかりが太くなってしまいます。同じように，私たちは学習センターで，複数の課題を用いてあなたの思考力をバランスよく伸ばしていきたいと思っています。ちょっとこの課題をやってみませんか？　この課題はあなたの脳の別な場所を鍛えることに役に立つんです」

　他方で，どの課題から始めるかを選ぶのが難しいと感じて何もしないで時間を過ごす参加者もいる。貴重なセッションの時間を無駄にしないよう，セッションの最後で，次回はどの課題から始めたいか質問するとよい。参加者に課題名を記録用紙に書いてもらってフォルダに入れて次のセッションで思い出してもらうようにする。もしかすると次のセッションでは

あらかじめ考えていた課題とは異なる課題を選んで開始するかもしれないが，それは参加者が自発的な態度を持つようになったことを意味すると捉える。課題を選んだ理由について，参加者自らに言語化してもらう。こうした働きかけは参加者の学習スタイルへの気づきを促す。次のセッションで行う課題を決めてもらうなど，参加者に認知矯正療法の過程をコントロールすることを許可することで，内発的動機づけや自律性を促すことができる。

　参加者それぞれの個別の治療計画を設定する必要がある。それに基づいて各セッションでの課題を決めていくことになるが，他方で新しくCRSになったばかりのスタッフにとっても，最初の数回のセッションでどんな順番で課題を行うか，構成をどうするか決めるうえで役に立つ。セッションの構成を作成するにあたって**表5**に示したテンプレートが役に立つだろう。また，**表6**と**表7**ではそれぞれ個別の認知機能領域を標的とした課題について推奨されるものを一覧にした。

　表8は，注意と記憶の向上を目標とした参加者に取り組んでもらう課題のスケジュールの一例である。この例はどの参加者にでも適用できる理想的なものというわけではないが，認知矯正療法にうまく適応できる参加者にとっては役に立つだろう。この例ではCDベースのプログラムと，インターネット上のプログラムを用いている。CDベースのソフトを使用しない場合は，インターネット上のプログラムでも，同じような認知機能領域を標的とし，複雑さのレベルや，参加者の学習意欲といった観点からも適切な課題を探して取り組んでもらうことは可能である（**表7**を参照）。この例では注意と記憶を標的としているが，ベースラインの評価で別の認知機能領域が低下していれば，それらにより力を入れたセッション計画を立てるべきである。特定の認知機能領域の低下を認めている場合でも，他の認知機能領域についても訓練を行うことは大切である。現実世界での社会生活機能を向上させるには，複数の認知機能の相互作用が必要とされる。

　最初の数セッションでは参加者に十分に練習する機会を与え，うまくこなせたという達成感を感じさせることが重要である。徐々に新しい課題を紹介し，参加者はその中から次に行う課題を自分で選択する。こうすることで，参加者に適度に難しい課題を取り組むように励まし，認知機能の向上を促しながら，参加者が自立して認知機能を伸ばしていこうという自立性を育てることをサポートできる。

II．治療中期

　参加者が学習に適切に取り組めるようになってきたら，治療の中期に入ったと考えてよい。この時期は最も認知機能が向上する時期である。コンピュータの課題を行う手続きがルーチン化しており，落ち着いて取り組めるようになっている。情動や学習スタイルに関する問題はまだ生産性や学習効率に影響するが，参加者は動機づけを持ち，治療者のフィード

表5　開始から数セッション分の治療のためのテンプレート

セッション1	■ 参加者を学習センターに案内する。NEAR治療プログラムの目的を説明し（例えば，思考力を改善させて治療目標に向かって努力する），参加者に期待することを説明する（毎回のセッションにきちんと参加し，積極的に取り組む）。 ■ 記録用紙などを収納したフォルダの保管場所を説明する。出席やプログラム名について記録するよう説明する。 ■ コンピュータの前に座り，マウスやキーボードの練習をさせる。 ■ 2つか3つのプログラムを紹介する。CD-ROMベースのプログラムとしては，Thinkin' Things 2のFrippletrationやMath ArenaのVennを推奨する。インターネット上のプログラムとしてはLumosityのSpeed Match（スピードマッチ），SBTPのElephant Memory（象の記憶），Brain HQのDouble Decision（ダブル・ディジジョン）を推奨する。 ■ インターネット上のプログラムのほうが参加者の多様なレベルに合わせられる。各参加者の認知機能障害のプロフィールや，必要と思われる認知機能領域に合うよう慎重にプログラムを選択する。プログラムは，すぐに失敗してしまうものではなく，成功しやすい課題を用いるようにする。失敗しやすい課題だと参加者が続けるのが嫌になってしまうので注意する。 ■ 参加者が希望すれば練習を繰り返し行う。時間の許す限り，課題の中で難易度を高めて，さらに訓練が必要になることを知ってもらう。 ■ 集団で橋渡し（ブリッジング）セッションを行って終了する（第9章参照）。
セッション2	■ 参加者がコンピュータに慣れていなければ，基本的な操作法について説明して練習してもらう必要がある。コンピュータの操作法を説明するチュートリアルのプログラムを用いるのもよい。その他，記録用紙を収納したフォルダを取り出して，出席の記録を記入してもらうことも忘れないでおくようにする。 ■ セッション1で行った課題に取り組んでもらう。最初のセッションで達成したレベルから開始する。 ■ 多くの参加者にとって，このセッションは前のセッションで行ったのと同じ課題に取り組んでもらうことになる。もし最初に紹介した課題が気に入らなかったり，とても難しかった／簡単すぎた場合は別の課題を紹介するのがよいだろう。例えば，SBTPのRestaurant，LumosityのEbb and Flow（落ち葉フロー），Fit BrainsのShopping List，Brain HQのTarget Tracker（ターゲット・トラッカー）を推奨する。 ■ 集団で橋渡し（ブリッジング）セッションを行って終了する。
セッション3	■ 前回まで行ってきた課題がまだ終了してない場合は，別のプログラムを紹介する。このセッションでは少なくとも2つの課題を行うようにする。参加者の取り組む態度をよく観察し，前の2回のセッションでどのように課題に取り組んだかを踏まえて，別の認知機能領域を標的とした新しい課題の導入を考える。表6にはそれぞれの認知機能領域を標的としたプログラムを示したので参考にしてほしい。 ■ 集団で橋渡し（ブリッジング）セッションを行って終了する。
セッション4	■ 本セッション以降はCRSは参加者の行動成績や取り組み方の特徴，我慢強く取り組んでいるかどうか，成績が向上しているか評価していく。 ■ 参加者が取り組んでいる課題の難易度を調べ，参加者の認知機能障害のプロフィールや伸ばしたいと思っている認知機能領域と合致しているか評価する。 ■ セッション6までに少なくとも4つの課題を紹介する。 ■ それぞれの課題に対する参加者の感想をよく聞いてその後のセッションでの新しい課題の導入を検討する。 ■ 集団で橋渡し（ブリッジング）セッションを行って終了する。

BHQはBrain HQ，LUMはLumosity，SBTPはScientific Brain Training Proの略

表6 認知機能領域毎のCDベースの認知機能訓練課題

認知領域	プログラム名	ソフト	日本語版	難易度
推論 問題解決能力 帰納的推論 プランニング 優先順位付け 体系化	Flippleshop	Thinkin' Things collection 1	無し。オンラインで購入可能。	易しい
	Fripple House	Thinkin' Things collection 2	無し。オンラインで購入可能。	易しい～難しい
	Stocktopus	Thinkin' Things collection 3	無し。オンラインで購入可能。	易しい～難しい
	Carmen Sandiego, USA/World	Where in the USA is Carmen Sandiego	無し。オンラインで購入可能。	両方とも「ちょうどよい～難しい」。USAはWorldよりも取り組みやすい
	Venn from Math Arena	Math Arena	無し。在庫なし。	易しい～難しい
	Factory Deluxe	Factory Deluxe	無し。オンラインで購入可能。	難しい
	Hot Dog Stand	Hot Dog Stand	無し。オンラインで購入可能。	ちょうどよい～難しい
	Math for the Real World	Math for th Real World	無し。オンラインで購入可能。	ちょうどよい～難しい
	Grammar for the Real World	Grammar for the Real World	無し。オンラインで購入可能。	ちょうどよい～難しい
	Zoombinies	Zoombinies	「ズンビーニ」という名称で日本語版あるがCD-ROMは在庫なし	ちょうどよい～難しい
	Mind Benders	Mind Benders	無し。無料で入手可能。	ちょうどよい～難しい
	Crazy Machines	Crazy Machines	無し。オンラインで購入可能。	ちょうどよい～難しい
視覚・言語 学習	Frippletration	Thinkin' Things collection 2	無し。オンラインで購入可能。	易しい～難しい
	Cogpack：The Phone Message	Cog Pack	無し。オンラインで有料で利用可能。	ちょうどよい～難しい
	Cogpack：Paired Associates Recall	Cog Pack	無し。オンラインで有料で利用可能。	ちょうどよい～難しい
	Cogpack：Recognition Recall	Cog Pack	無し。オンラインで有料で利用可能。	ちょうどよい～難しい
作業記憶 （系列的処理）	OrangaBanga	Thinkin' Things collection 2	無し。オンラインで購入可能。	易しい～ちょうどよい
	Carmen USA/ Carmen World	Where in the USA is Carmen Sandiego	無し。オンラインで購入可能。	両方とも「ちょうどよい～難しい」。USAはWorldよりも取り組みやすい
	Stocktopus	Thinkin' Things collection 3	無し。オンラインで購入可能。	易しい～難しい
	Math Arena various tasks	Math Arena	無し。オンラインで購入可能。	易しい～難しい
	Factory Deluxe	Factory Deluxe	無し。オンラインで購入可能。	易しい～難しい
注意 （持続的注意）	Frogger	Frogger	無し。オンラインで購入可能。	易しい～難しい
	Cogpack：Visual Tracking	Cog Pack	無し。オンラインで有料で利用可能。	易しい～ちょうどよい
	Math Arena various tasks	Math Arena	無し。オンラインで購入可能。	易しい～難しい
	Cogpack：simple Auditory Reaction	Cog Pack	無し。オンラインで有料で利用可能。	易しい～ちょうどよい
処理速度 反応時間 眼と手の共同 運動	Leap to Complete		情報が得られない。廃盤になった可能性が高い。	易しい～難しい
	Frogger	Frogger	無し。オンラインで購入可能。	易しい～難しい
	Math Arena various tasks	Math Arena	無し。オンラインで購入可能。	易しい～難しい（タイマーを使うことで処理速度の難易度を変えられる）

表7　認知機能領域毎のインターネット上の認知機能訓練課題

認知領域	プログラム名	ソフト	日本語版	難易度
問題解決能力 帰納的推論 プランニング 優先順位付け 体系化	Route to Sprout（LUM）	Lumosity	無し。オンラインで有料で利用可能。	易しい〜難しい
	Word Sort（LUM）	Lumosity	無し。オンラインで有料で利用可能。	易しい〜難しい
	By the Rules（LUM）	Lumosity	無し。オンラインで有料で利用可能。	易しい〜難しい
	Organic Order（LUM）	Lumosity	無し。オンラインで有料で利用可能。	易しい〜難しい
	Basketball in New York（SBTP）	Scientific braintraining pro	「バスケットボール イン ニューヨーク」。「賢者の幸福脳」という CD-ROM が購入可能。	ちょうどよい〜難しい
	Secret Files（SBTP）	Scientific braintraining pro	「秘密のファイル」。「ブレインフィットネス」に収録されているが，CD-ROM は絶版になっている。	易しい〜難しい
	Towers of Hanoi（SBTP）	Scientific braintraining pro	「ハノイの塔」。「賢者の幸福脳」という CD-ROM が購入可能。	易しい〜難しい
	Street of Dreams（Fit Brains）	Fit brains	無し。http://www.shockwave.com/gamelanding/streetofdreams.jsp で無料で実施可能。	易しい〜難しい
視覚・言語学習	Familiar Faces（LUM）	Lumosity	無し。オンラインで有料で利用可能。	ちょうどよい
	To-Do List（BHQ）	Brain HQ	「トゥ・ドゥ・リスト・トレーニング」。オンラインで有料で利用可能。	ちょうどよい〜難しい
	Syllable Stacks（BHQ）	Brain HQ	「シラブルスタック」。オンラインで有料で利用可能。	易しい〜難しい
	Elephant Memory（SBTP）	Fit brains	「象の記憶」。「ブレインフィットネス」に収録されているが，CD-ROM は絶版になっている。	ちょうどよい〜難しい
	Restaurant（SBTP）	Scientific braintraining pro	無し。オンラインで有料で利用可能。	ちょうどよい〜難しい
	Words Where are You（SBTP）	Scientific braintraining pro	無し。オンラインで有料で利用可能。	ちょうどよい〜難しい
	Memory Mountain Themepark（Fit Brains）	Fit brains	Web サイトが閉鎖されている。	ちょうどよい〜難しい
	Busy Bistro（Fit Brains）	Fit brains	無し。http://www.shockwave.com/gamelanding/busybistro.jsp で無料で利用可能。	ちょうどよい〜難しい
	You'veGot Voicemail（SBTP）	Scientific braintraining pro	無し。オンラインで有料で利用可能。	易しい〜難しい
作業記憶 系列的な作業	To-Do List（BHQ）	Brain HQ	「トゥ・ドゥ・リスト・トレーニング」。オンラインで有料で利用可能。	ちょうどよい〜難しい
	Card Shark（BHQ）	Brain HQ	「カード・シャーク」。オンラインで有料で利用可能。	ちょうどよい〜難しい
	Auditory Ace（BHQ）	Brain HQ	「オーディトリー・エース」。オンラインで有料で利用可能。	ちょうどよい〜難しい
	Juggle Factor（BHQ）	Brain HQ	「ジャッグル・ファクター」。オンラインで有料で利用可能。	ちょうどよい〜難しい
	Basketball in New York（SBTP）	Scientific braintraining pro	「バスケットボール イン ニューヨーク」。「賢者の幸福脳」という CD-ROM が購入可能。	ちょうどよい〜難しい

表7　認知機能領域毎のインターネット上の認知機能訓練課題（つづき）

認知領域	プログラム名	ソフト	日本語版	難易度
作業記憶 系列的な作業 （つづき）	Hurray for Change（SBTP）	Scientific braintraining pro	無し。オンラインで有料で利用可能。	易しい～難しい
	Secret Files（SBTP）	Scientific braintraining pro	「秘密のファイル」。「ブレインフィットネス」に収録されているが，CD-ROMは絶版になっている。	易しい～難しい
	The Right Count（SBTP）	Scientific braintraining pro	「ライト・カウント」。「智者の幸福脳」というCD-ROMが購入可能。	易しい～ちょうどよい
注意 持続的注意	Train of Thought（LUM）	Lumosity	「機関車ラッシュ」。オンラインで有料で利用可能。	ちょうどよい～難しい
	Trouble Brewing（LUM）	Lumosity	「Cafe Lumosity」。オンラインで有料で利用可能。	易しい～難しい
	Playing Koi（LUM）	Lumosity	無し。オンラインで有料で利用可能。	易しい～ちょうどよい
	Divided Attention（BHQ）	Brain HQ	「デバイデッド・アテンション」。オンラインで有料で利用可能。	ちょうどよい
	Double Decision（BHQ）	Brain HQ	「ダブル・デシジョン」。オンラインで有料で利用可能。	ちょうどよい～難しい
	Target Tracker（BHQ）	Brain HQ	「ターゲット・トラッカー」。オンラインで有料で利用可能。	易しい～難しい
マルチタスク	Trouble Brewing（LUM）	Lumosity	「Cafe Lumosity」。オンラインで有料で利用可能。	易しい～難しい
	Two Timing（SBTP）	Scientific braintraining pro	無し。オンラインで有料で利用可能。	易しい～ちょうどよい
処理速度 反応時間 目と手の協応動作	Ebb and Flow（LUM）	Lumosity	「落ち葉フロー」。オンラインで有料で利用可能。	易しい
	Speed Match（LUM）	Lumosity	「スピードマッチ」。オンラインで有料で利用可能。	易しい
	Speed Pack（LUM）	Lumosity	「スピードパッキング」。オンラインで有料で利用可能。	易しい～ちょうどよい
	Trouble Brewing（LUM）	Lumosity	「Cafe Lumosity」。オンラインで有料で利用可能。	易しい～難しい
	Highway Hazards（LUM）	Lumosity	「危険なハイウェイ」。オンラインで有料で利用可能。	易しい
	Divided Attention（LUM）	Lumosity	無し。オンラインで有料で利用可能。	ちょうどよい
	Mixed Signals（BHQ）	Brain HQ	「ミックス・シグナル」。オンラインで有料で利用可能。	易しい～難しい
	Double Decision（BHQ）	Brain HQ	「ダブル・デシジョン」。オンラインで有料で利用可能。	ちょうどよい～難しい
	Secret Files（SBTP）	Scientific braintraining pro	「秘密のファイル」。「ブレインフィットネス」に収録されているが，CD-ROMは絶版になっている。	易しい～難しい
柔軟性	Ebb and Flow（LUM）	Lumosity	「落ち葉フロー」。オンラインで有料で利用可能。	易しい
	Mixed Signals（BHQ）	Brain HQ	「ミックス・シグナル」。オンラインで有料で利用可能。	易しい～ちょうどよい
	Hurray for Change（SBTP）	Scientific braintraining pro	無し。オンラインで有料で利用可能。	易しい～難しい

表8　コンピュータセッション18回分（1回1時間）のスケジュールの例

セッション	紹介するプログラム名
\multicolumn{2}{治療計画：記憶，注意が低下している。目標は復学である。}

セッション	紹介するプログラム名
1	Speed Match（スピードマッチ）［LUM］
2	Target tracker（ターゲット・トラッカー）［BHQ］
3	Elephant Memory（象の記憶）［SBTP］
4	セッション1で2つのプログラムを導入していればセッション3で3つ目のプログラムを導入する
5	Memory Grid（メモリー・グリッド）［BHQ］
6	You've Got Voice Mail［SBTP］
7	この3セッションでは新規にプログラムは紹介しない。それぞれのプログラムについて10〜15分程度行う
8	
9	
10	To-Do List（トゥ・ドゥ・リスト・トレーニング）［LUM］
11	
12	Train of Thought（機関車ラッシュ）［LUM］
13	
14	Mixed Signals（ミックス・シグナル）［BHQ］
15	
16	Memory Mountain Themepark［Fit Brains］
17	
18	Familiar Faces［LUM］ Busy Bistro［Fit Brains］または Highway Hazard（危険なハイウェイ）［LUM］

BHQはBrain HQ，LUMはLumosity，SBTPはScientific Brain Training Proの略

バックをしっかり受け止められるようになってきている。学習意欲が高く，知識を探求したいという目的意識が高まってきている。

　参加者が学習に適切に取り組んでいるという徴候はどのように現れているだろうか。

- 毎セッションきちんと出席している。もし参加できないときは事前にCRSに連絡をする。
- 学習センターに遅刻せず参加する。
- セッションの日時を記憶するのが苦手な参加者の場合は，覚えられるようにツールを用いるなど，何らかの工夫を試みている。
- 参加者の中には，セッションがない時に突然学習センターに立ち寄ってコンピュータの課題に取り組めるかどうか尋ねる場合がある。コンピュータが使用可能であり，CRS

が立ち会うことができ，普段のセッションにきちんと出席している場合は参加してもらってもよいだろう。学習センター以外の場所でもコンピュータの課題に取り組めるかを相談してくる場合もある。

　参加者が入ってきた時に，そのやる気が見て取れる。自ら記録用紙を収納したフォルダを取りに行き，ざっと目を通して，取り組みたい課題を自分で選べるのは，自立心が十分に育ってきた徴候である。課題を行う際には，学習に対してポジティブな態度を示し，集中して真剣に取り組み，新しい課題や効率的な方略を模索しており，自分の認知機能の特性や，学習過程に対して自覚的になっている。序盤のセッションでは柔軟性が乏しかったり，強い緊張を感じたりしていた参加者も，今では積極的に参加し，新しい課題に取り組みたいと思っている。課題を継続することが難しい参加者も，より長い時間集中できるようになっている。

　この段階までにCRSは参加者の適応能力に影響する認知機能，学習スタイルの問題についてよく把握する必要がある。治療中期では参加者は落ち着いているので，認知機能に悪影響を与える学習スタイルや情動の問題もより明らかになってくる。またCRSは参加者の興味関心，リカバリー目標，長所や保たれている認知機能領域（強みとなる領域）も把握する必要がある。こうした情報を持つことで，CRSは学習過程をよりよくガイドし，その過程を参加者にとってポジティブで生産的な体験とすることができる。導入する課題は参加者の目標に直結する認知機能領域を改善させ，気持ちを盛り上げ，興味を引くものを選ぶべきである。序盤から引き続き同じ認知機能領域について新規の課題・文脈で介入することもあるだろうし，もっと複雑な認知機能を必要とする課題に切り替えるということもあるだろう。

　参加者が自立した学習者として，学習センターの生産的なメンバーとして，自分自身を発展させていけるように，学習の目標を設定すべきである。序盤のセッションから引き続き参加者の能力をモニターし，自発性を促すことは重要である。

1．症例

　マリアは42歳の大うつ病性障害の患者である。記憶の低下のために学習センターに紹介された。彼女は面談の日時を覚えること，やるべきことを書いたメモやノートをどこに置いたかを覚えておくことがとても困難であった。彼女は高校を卒業後，事務職として働いていたが，うつ病になり，ホームレスになってしまった。マリアは小説を読むのが好きな物静かな性格で，人と目を合わせて会話するのが苦手であった。彼女は働きたいと思っていたが，仕事に就いても言われた指示や内容を覚えることが出来ず，解雇されてしまった。認知機能の評価では知的能力は平均的であるが，処理速度，注意，反応時間，作業記憶に低下を認め，中でも記憶については低下していた。

マリアは速やかにセッションに馴染み，目標が明確な課題に好んで取り組んだ。彼女は我慢強く課題に取り組むことが得意であった。また彼女は，追加のセッションを希望し，きちんと時間通りに参加した。注意，処理速度，推論，作業記憶を標的とした課題が，彼女に提示された。問題解決能力は向上したが，記憶は低下したままであった。具体的には，「Carmen」というゲームの中で泥棒を捕まえなければいけない状況で，彼女は手順を見つけることができたが，泥棒の外見は覚えていなかったのである。そこでCRSは「この場面について後で質問しますね」と声をかけて，彼女の記憶を促すことにした。CRSはこのセッションの至るところで彼女に質問をすることで，記憶を促そうとした。例えば，記憶を保持するための方略について話し合ったりした。それによって，そのセッションで用いた記憶を標的とした課題をしっかり終えることができた。

彼女はコンピュータセッションで自発的に課題に取り組むようになったが，CRSからのフィードバックを求めるようになってきた。課題に取り組んでいる様子は，落ち着きがなく，不安そうであった。課題を行っていて区切りがついた後，これでいいのか確認を求めるような態度を示していた。こうした不安を感じながらの取り組み方は記憶機能の向上を阻害するだろうとCRSは評価した。そこで，彼女の自信を高めるために以下のような計画を立てた。

1) 言語的なフィードバックを与えるときは，具体的で，ポジティブな内容にすること。例えば，「聞いた情報を何度も繰り返して心の中で呟いて，思い出そうとしましたね。それでうまく思い出すことが出来ましたね」などと声をかける。「よく出来ました」といった一般的なフィードバックは言わないようにする。
2) CRSが他の参加者のことで忙しい状況で彼女がフィードバックを求めて顔を向けてきた場合は，身振り手振りといった非言語的な手段でフィードバックを与えるようにした。
3) 週の最後のセッションで，彼女の達成度を記した証明書を作成し，彼女に渡した。
4) 証明書を受け取ってから2週間後のセッションで，マリアは，他の参加者に与えるための証明書をつくるのを手伝ってほしいと頼まれた。CRSは彼女に必要な情報を伝えて，彼女はコンピュータで証明書を入力し，印刷した。彼女はこの作業を楽しんで行った。彼女はコンピュータの使い方を学ぶことが好きで，さらには証明書のフォーマットについて建設的な意見も言ってくれたのである。彼女は今や重要な役割を与えられ，このことによってフィードバックを求める気持ちをいくらかコントロールできるようになった。彼女は学習センターに重要な貢献を果たすようになった。

5週間後，マリアはCRSにフィードバックを求めることをしなくなった。落ち着いて自

信を持って取り組むようになったのである。彼女は，言語情報を保持することが必要な課題，記銘と想起について方略が必要となる課題など複数の課題に取り組むようになった。彼女の記憶力は，自分自身で計画を立てて旅行に行けるくらいに改善し，人と会う約束も人に頼らなくとも覚えられるようになった。記憶を評価する検査では平均的なレベルにまで改善した。

Ⅲ．治療の最終期

　治療が進むと，参加者の認知機能障害が改善し，学習センターの中で自立して振る舞い，次のステップに移る準備ができたように見えるときが来る。ベースライン時に行った認知機能の評価を再度行い，認知機能の改善や目標への到達度について考察すべきである。この段階では，多くの参加者は検査を受けたいと強く思っているだろう。学習センターの内外で認知機能の向上を実感していて，検査成績が自分で感じている改善を支持するか知りたいと強く思っている。検査の結果を踏まえて今後の方向性を決定することになる。もう少し介入を続けて認知機能の改善を試みるべきだと判断されるかもしれないし，十分に改善したので修了してもよいと判断されるかもしれない。

　多くの参加者にとって，学習センターは去りたくないと感じる場所になる。だからこそ，参加者を人生の次のステップに向かって移動させることが大切である。次のステップに進むのに数カ月を要してしまう参加者がいるかと思えば，センターに戻ってセッションを再開する予定があったにもかかわらず新しい活動を開始し，時間がなくなる人もいる。治療の最終時期は，認知機能の改善を阻害する要因のうち，その参加者に持続的に存在する情動の問題や心理社会的要因に対処する時期でもある。

　NEAR 終了後に新しい活動へとうまく移行させていく方法の1つとして，学習センターの中に段階的な卒業の仕組みを導入する方法がある。参加者はフルタイムの参加者という立場から，メンバーの代表になって，他の参加者をアシストする。学習センターにはたくさんの仕事があり，参加者は価値のある役割を与えられることを有益と感じる。例えば，新規にプログラムに参加した人に認知機能について説明してもらったり，参加者に配付するニューズレターの作成を手伝ってもらったり，新しい参加者の記録用紙やフォルダの用意といった事務処理について手伝ってもらうなどがよいだろう。依頼する仕事がその参加者のスキルに合ったものであるよう配慮する。参加者の中には，病院外で職業訓練を開始することになり，週に1回のセッションしか参加できないという人もいるだろう。参加者には，プログラムの修了後もいつでも立ち寄ってよいこと，自信をつけるための追加セッション（ブースターセッション）を行うことができることを伝える。CRS も，参加者が卒業後どのように過ごしているかを聞きたいと思っていることは，参加者に伝えるべきである。ニューズレ

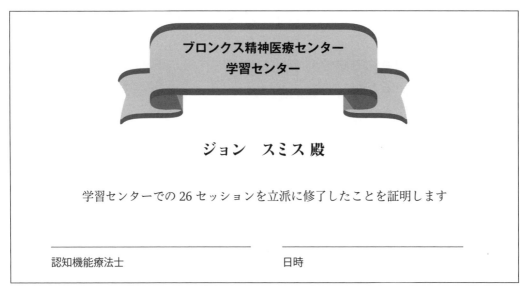

図 11　卒業証書の例

ターで自分の感想を書きたいと思ったり，言語セッションで自分の経験を喋りたいと思う参加者もいるだろう。

卒業式はプログラムを修了したのだという素晴らしい経験になる。修了証（**図 11** 参照）を受け取り，大きな意義を感じることになる。卒業式には，CRS とそれ以外のスタッフ，参加者全員，卒業する参加者の知人を招待するとよい。卒業式の進行には参加者にも手伝ってもらうようにする。参加者はケーキや飲み物も準備してくれるかもしれない。乾杯をしたり写真を撮る時間も設けるようにし，その様子は学習センター内の掲示板で紹介するとよい。

1．症例（マリアの症例の続き）

NEAR 終了後の検査において，マリアはすべての検査で成績が改善した。最も重要なのは，毎日のさまざまな活動をうまくこなすことができるようになったことであった。彼女は，これまで取り組んできた訓練を誇りに思い，同じく彼女の改善を認めているケースワーカーからもポジティブなフィードバックを得るようになった。学習センターでは彼女は完全に一人で課題に取り組めるようになっていた。沢山の課題に取り組み，幾つかの課題では最高のレベルの結果を出せるようになった。彼女は他にまだ取り組める課題があるかどうかを尋ねるようになった。彼女は就労を紹介してくれるスタッフと今後のことについて相談し始めたが，まだ就職の申込みはしていなかった。プログラムを卒業して直ちに就労するという心の準備が出来ているようには見えなかった。

CRS は，マリアはコミュニケーションスキルがとても乏しいと感じていた。彼女は学習

センターの他の参加者と会話するのが好きではなく，声をかけられても滅多に答えることはなく，集団の中で居心地が悪そうな様子であった。彼女はコンピュータの前に座り，誰にも話しかけられずに過ごすことが好きだった。言語セッションではしばしば彼女はコンピュータの方を向いて，まるでこれからコンピュータ課題に取り組もうとしているかのような様子であった。また彼女は，明確な目標が見いだせない課題に対しては乗り気ではない様子であった。彼女の神経認知機能は著明に改善したが，社会的スキルが全体の適応能力を阻害していた。これらの問題に対処するために，以下に示すような計画を考えた。

1）マリアが静かに課題に取り組みたいと考えていることについて，批判的にならないような声がけをする。学習センターで他の参加者たちが会話していて賑やかな状況になったらどのように対処するか話し合うことにした。
2）Lumosity の Familiar Faces を紹介し，取り組んでもらうことにした。この課題は，顧客に対応する状況を模した課題で，視覚的，言語的記憶の訓練となる課題である。さらに，エッセーを書いたり，インターネットで情報を検索したりと，自発的に作業を考えて課題として取り組んでもらった。
3）言語セッションで書記の役割を担当してもらうことにした。マリアは社交不安の特性があるが，書記の仕事はそれほど不安を掻き立てることはないと考えた。他方で，書記をするという目的を持つことや，記録を取るためのノートを持つことで，コンピュータから離れてグループに参加する際も，居心地よくできるだろうと考えた。こうして，不安にうまく対処するための，社会的で生産的なやり方を与えられた。
4）持ち前の体系的で，高い事務処理能力に加えて，新しい認知機能訓練課題に取り組む中で身につけた積極性のおかげで，学習センターの中で週1，2時間程度，有給の補佐役として働くことを打診されるようになった。彼女には主に，対人業務のある事務処理の仕事をすることになった
5）CRS はスタッフ会議で，さらに社会技能訓練を受けてもらう必要があると話した。

その後，マリアは数カ月間補佐として働き，週2回はセッションに参加し課題に取り組んだ。その間，仕事も探し始めた。スタッフ全員がチームとなって彼女にとって適切な仕事，職場が見つかるよう全力を尽くした。彼女はデータ入力の仕事のための就労支援プログラムに受け入れられた。仕事は，彼女の性質によく合っていた。その後，マリアはプログラムを卒業した。彼女の不安は減り，自信をつけ，記録力も向上した。彼女はまだ孤立しがちであるが，社会的な関わりに貢献する方法について，以前よりよく理解している。

第9章 橋渡し（ブリッジング）グループ

　技能の習得を目的としたさまざまなトレーニングプログラムにおける最大の難問として，トレーニングの場で習得した技能を，より幅広い場で生かすことが挙げられる。この般化のプロセスは，Neuropsychological Educational Approach to Remediation（NEAR）セッションにおいて必要とされる認知機能と補足的な戦略立てを，NEARグループ外の状況や出来事で応用することにあてはまる。例えば記憶課題に取り組む際，参加者は記憶にかかわる複数の方略に取り組むことができる。このような記憶の方略には，ゲーム内で提示された刺激を目にした際に言語化し，ばらばらな情報を結びつけるために連想を用い，情報の符号化と検索をしやすくするために準備する，といった組織的なアプローチ法が内包されている。参加者が週間スケジュール（例：薬局で処方薬を受け取る，食料品の買い出し）などの日々の活動をこなす際に方略を活かせるようになると，これらの技能の般化が明らかとなる。他の般化の例としては，次の症例が挙げられる。

　　MHは29歳の統合失調症患者で過去に物質依存歴のある（現在は使用していない）女性である。陽性症状はかなり良好にコントロールされているが，認知機能障害，騒音や動きへの過敏性，さらに社会からの孤立に悩まされている。彼女は認知矯正療法に数カ月にわたって参加し，注意機能，順序立て，計画立て，体系化に取り組んだ。当初は，彼女が音と動きに過敏なために，コンピュータを用いた活動へ導入することが難しかったが，徐々に軽減した。彼女は，計画立て，順序立てに効果的で，作業記憶を伸ばす活動である「ハノイの塔」を習得することに数週間を費やした。認知機能に関するグループ討論の中で，彼女はコンピュータを用いた活動はとても有用であると他の参加者に伝えた。彼女は，「最初はわからないかもしれない。でも，しばらくすると，日々の生活の中で生かせるようになるの。まるでフィットネスジムに行かなきゃいけないときみたいに。最近は，私は順序立てて考えるようになってきてるの。何を持って行く必要があって，どうやったらそこにたどり着けるのか，といった感じみたいに」

　MHの的確な発言は，技能の般化，病識，さらには自身の認知過程に対する知識と関心にあたるメタ認知の例である。精神疾患を有する人々の誰もが難なく般化ができるわけではない。認知機能訓練課題で向上が認められても，日々の生活において認知機能をうまく活用できないこともある。

NEARのセッションにおいて，いわゆる「**橋渡し（ブリッジング）**」と呼ばれる過程を通して，認知機能の変化に伴って，徐々に適応的な行動の変化を促進することができる。いずれのNEARセッションでも組み入れることができる，もっとも簡単な橋渡し活動は，参加者に認知機能訓練課題を記録してもらい，自身の目標に結び付けてもらうことである。「使い方を教わった認知機能訓練課題」記録用紙（付録**様式8.1**参照）は，各セッションで参加者にこの機会を提供する。実施した認知機能訓練課題，訓練した認知機能，そしてその認知機能が個々の実生活上の目標にどのように関連するのか，といった一連の関係性について記録することで「橋渡し」となる。治療者が個別のリカバリー目標に関連付けて認知機能訓練課題を参加者に紹介したり，課題実施後に参加者と認知機能訓練課題が日常生活においてどのように役立つのかを話し合う，といった場合でも「橋渡し」は生じる。この個別化された橋渡し活動は，NEARにはなくてはならない，橋渡しセッションの土台となる。

I．橋渡しグループとは？

　橋渡しグループはNEAR参加者で構成された言語グループである。橋渡しグループの中身は，認知矯正療法で実施する認知機能訓練課題から，コンピュータによらない日常生活上で認知機能がかかわる問題のうち，参加者がまさに訓練として取り組もうとしているものにまで及ぶ。さらに，認知機能を鍛えるさまざまな社会的文脈について提供することに加えて，橋渡しグループでの話し合いは，参加者同士の意見交換や社会的な関わりを築き上げる機会も与える。

　メタ認知グループでは，自己評価と振り返り（例：自身の考え方について考える）を重要視する。このような状況において，参加者は日々の課題を乗り越える際に用いる認知機能を徐々に意識することができるようになる。さらに，実際の生活場面で代償的な方略や適応的アプローチを身につけやすくなる。これらのグループでは参加者に，自身に特有の学習スタイルを振り返り，学習上の課題を同定し，さらにこれらの課題を乗り切るための方略を身につけるよう促す。治療者の重要な役割は，各参加者に関連し，かつ，具体的な認知機能上および機能的な目標に，議論の流れと焦点を保つことである。技能向上グループでは，注意，記憶，もしくは問題解決といった認知機能上の側面を改善すると同時に，体系化，計画立て，意思疎通など機能的な側面を増強することを目的とする。

　以下の項では，さまざまな種類の橋渡しグループの例を示す。グループの内容について述べる前に，グループの進行に伴って，関心，やる気，そして学習を促進させるためにはどのようにグループを準備したらいいか，という重要な点について検討する。

Ⅱ．橋渡しグループの段取りと構成

　橋渡しグループは，コンピュータで実施する個人的な学習活動から離れ，学習を目的とした社交的グループとして，集団に参加する機会を参加者に提供する。このグループに基づく体験を促進するために学習センターでは，テーブルを囲むか，輪になってお互いに向かい合って座るなど，気軽に集まれる場として配慮された空間を確保するべきである。橋渡しグループによっては，ホワイトボードやフリップ，もしくは，配付資料やインターネットに接続したパソコンとスピーカーといった小道具を必要とすることもある。

　各橋渡しグループが開始される前には，確実に，必要なすべての資料が手元に用意されており（例：参加者が活動中に参照する配付資料を十分な枚数を印刷しておく），活動の学習目標が明確となっていることが重要である。治療者は，学習目標（例：参加者にしてもらいたいこと）と臨床上の目標（例：習得した技能と実生活での実践）について考慮するべきである。

　橋渡しグループの長さは，参加者のニーズにあわせたスケジュール調整や治療者の予定，集団での言語セッションに参加者がどれだけ興味関心を持つことができるのか，さらに，メタ認知に取り組むのか，方略を身につけるのか，行動探索型技法を用いるのか，などに応じてさまざまである。コンピュータセッションの直後に引き続いて15分から20分ほどの長さで行う橋渡しグループもあれば，丸ごと一つのセッション（45分〜60分）としての実施を想定するものもある。

　あらゆる学習活動と同様，参加者が動機づけされ，関心を惹きつけられている時ほど，グループ活動からより多くのものを得ることができる。グループ内で各参加者がどれほど積極的に参加するかには，ばらつきが生じるだろう。人と交流しながら学習したい人もいれば，独りで学習したい人もいる。歯に衣を着せずに進んで自己開示する参加者がいれば，一歩下がって意見を取り入れたい人もいる。グループに基づく学習活動という文脈の中で，参加者の多様性に配慮することは重要である。なぜなら，個々の参加者が平等に学習する機会を提供することは治療者の責務だからである。非常に消極的な学習者であっても，彼らにとって快適かつ生産的な方法によって，活動に惹きつけられるようにする必要がある。グループを始める前に，以下の課題を考慮しておくことが重要である。

- ■どうすれば，橋渡しグループで，最も適切に，すべての参加者と接することができるのか？
- ■どうすれば，身につけた情報や技術を活かす際の高揚感や自尊感を，各参加者に植え付けることができるのか？

Ⅲ．関心と動機づけを高める教示方法

　教示方法は，生じる学習や行動変容の量に違いをもたらすことができる。グループの初めは参加メンバーの関心を惹きつけること，すなわち，認知機能の向上に対する動機づけを高めることに費やすべきである。学習に対して生まれつき熱心な参加者もいるが，多くの場合はグループの司会が参加者に自信を与え，その気にさせ，活性化させる必要がある。

1．肯定的な雰囲気をつくる

　学習センターは学習するために安全な空間であり，学習することが楽しい場である。認知矯正療法士（CRS）は参加しやすく，親しみやすく，肯定的な雰囲気をつくる。まず初めに，新しい参加者の紹介とともに，CRS はグループの基本的なルールについて了承を得る方がよいかもしれない。例えば，話す前に手を挙げる，他の人の話を遮らない，携帯電話の電源を切るかしまっておく，などである。CRS は，参加者を実際に話し合いが行われている場所に招待することで，彼ら自身がグループの大切なメンバーである，と感じられるように援助する。社会的ひきこもり状態になっている者も，彼らが安心できるようなやり方で，集団活動に参加するよう促される。治療者は，配付資料に興味をもたせる，気を散らす物を減らす，参加者中心型の学習戦略（active learning strategy）をとる（メモを取らせたり，順番に配付資料を読んだり，順番に訓練課題に取り組むなど）といった方法を用いて，学習の妨げを減ずる。

　グループでの問題解決の活動であろうと，ロールプレイであろうと，ほかのシミュレーションであろうと，課題実施の成功体験を通して，参加者に達成感を保証することができる。さらに，「自分もうまくやれる」という参加者の確信を育むべく，CRS は肯定的なフィードバックを早くから頻回に伝える。

2．学習を価値があり，参加者個人に関係したものとする

　グループ活動であることから，橋渡しグループは向社会的である。加えて，学習の価値を理解している他の参加者とともに過ごすことで，各参加者が学習に前向きな態度を育むことができる。参加者同士が各々の体験を共有したり，認知機能や方略の使い方に共通性を見出したり，他の参加者の手助けをすることなどにより，プログラム全体として価値が高まり，対人関係の上でも充実したものになる。CRS は，各参加者の認知機能上の制約や社会機能上の目標を集団活動に結びつけることで，彼らがグループに参加する理由づけを高めることができる。実生活を模倣した集団活動に従事することは，際立った，かつ，効果的な橋渡しの方法である。さまざまな橋渡しグループ活動を用いることで，学習を興味深いものにし続

け，学習センターでの経験を通じて各参加者に影響を与える可能性を高める。あらゆるセッションにおいて，CRSは，参加者が訓練する認知機能と方略が日常生活に適用可能であることを重要視する。これによって，参加者は個人的な意義や教材の価値に気づきやすくなる。

学習への動機づけを高めるための唯一の方式というものは存在しない。治療者が，参加者を動機づけるためのある方法を発見したとき，見違えるほどの変化を参加者にもたらす可能性がある。参加者の成功は，CRSがグループリーダーとしての役割を担う上で，動機づけやワクワク感を維持してくれるものの一部である。このようにして学習の循環が起こる。治療者の教示法，参加者の動機づけと認知機能のすべてがうまく機能することによって望ましい変化が生じる。

IV. メタ認知グループ

1. 学習センターでの活動は，どのように認知機能を改善するのか

最初の橋渡しグループはメタ認知グループにするべきである。ここでは，**認知機能**が何を意味するのかを話し合い，コンピュータを用いた活動と認知機能とを結びつけやすくさせる。その活動が何に役に立つのか？　このような活動をどのように用いれば，日々の生活の中に役立てられるのだろうか？　機能上の関連性を参加者に理解しやすくすることで，参加者の内発的動機づけを高めるだけでなく，参加者自身の認知機能上の目標を立てやすくし，さらに彼らの認知機能と戦略を毎日の暮らしに統合させやすくする。

新しい参加者が加わった際のセッションでは，認知機能と機能上の関連性に関する話題に戻る。なぜならば，認知矯正療法で進捗が見られたどの参加者にとっても依然として適応可能な内容であり，さらに，各参加者が各々独特の認知機能の働かせ方で取り組んでいる，さまざまな認知機能訓練課題に触れる機会を提供できるからである。学習センターで行った活動と日々の生活の結びつきを強化することは，個人の単位でもグループ単位でも，相応の頻度で行われるべきである。個人セッション記録（付録**様式 8.2** 参照）は，この話し合いを進めるうえで有用なツールである。フォルダ内に記録済の情報が手元にあることで，話し合いを始めることができ，各参加者が橋渡しの過程に参加する機会を得る。次のやりとりは，この主題で進められた，初回の橋渡しグループの例である。

治療者	今日は，パソコンを用いた活動からちょっと離れて，「認知機能」について考えてみましょう。認知機能ってなんですか？
デビー	どれだけ賢いかってこと？
エリック	「認知機能」って，どれだけ注意できるかってことだと思う。

スタンレー	僕は認知行動療法を受けたことがある。だから，たぶん，そこで扱っていることだと思う。
治療者	どの意見もよいですね。まず，スタン，「認知機能」が認知行動療法に入っている言葉であるというのは正しいです。あの治療法では，「認知機能」はそれぞれの「考え方」にあたります。認知矯正療法では，「認知機能」は各々の「考える技能」にあたります。エリック，よい線きてますよ。注意は私たちが「認知機能」と言った際に含まれる技能で，他に，記憶・集中力・問題を体系化させて，どのように解決させるのかなどが含まれます。認知機能は「賢いかどうか」ということではありません。しかし，物を覚えることができたり，問題を解決できたりするならば，よりよい学習者になれると思いますか？
デビー	はい!!
治療者	だから，よりよい認知機能はより賢くなるのを助けてくれますよ。
ロビー	ぼくは学校にまた通えるようになりたい。
治療者	それはよい目標ですね，ロビー。そして，認知機能の向上に取り組むことで，復学によりたどりつきやすくなります。繰り返しになりますけど，ここでは，認知機能について話し，さらに，記憶，注意，集中力，体系化，問題解決について話し合います。ここにいる皆さんで，このようなことで，困っている人はいますか？
スタンレー	注意を払うのが苦手です。
シエラ	私は覚えるのが下手。いつも持ち物を忘れるの。何回もバスの定期券を忘れて，その度にお母さんを怒らせちゃうんです。
ロビー	僕はそういうことで，困ったことないな。
治療者	ロビー，たとえ問題がないと感じていても，復学したいと望んでいるならば，認知機能を高めることができるはずですよ。トップアスリートだって練習を続けます。人には，いつでも伸びしろがあるんです。
ロビー	たぶん，記憶がより良くなれば役に立つなと思う。
治療者	なるほど。それでは，今までに使ったことのあるソフトについて話し合ってみましょう。そうすれば，ソフトが何にどんな風に役立つのか理解できますよ。みなさん，今取り組んでいるソフトは何ですか？
シエラ	Familiar Faces（訳注：英語版 Lumosity 内にある記憶課題。顔刺激を記憶し名前などの情報を再認する）。
スタンレー	僕も。
治療者	よいですね！ このソフトは誰もが一回は取り組んだことがあるのではな

いでしょうか？ そうですよね？ だれか，このソフトがどんな認知機能を必要とするか想像がつきますか？

シエラ たぶん，記憶力を使ってると思う。

治療者 シエラ，その通りですね。このゲームではあなたの記憶力を使っています。どのように使ってるか説明できますか？

シエラ え〜と，いろんなお客さんが来て，料理の注文をとって，誰が何を注文したかを覚えなければいけない。

エリック そうそう。お客さんの名前もちゃんと覚えてたら，いっぱいチップをもらえるんだよね。

治療者 そうですね。実際の生活で注文をとって食事を出す仕事をしているわけではないかもしれないけど，毎日の生活の中で似たような記憶のスキルを必要とする状況について，誰か答えてくれますか？

ロビー 以前に，友達のヘクターが昼ご飯に誘ってくれたんだ。レストランの名前を教えてくれたんだけど，忘れちゃって店を見つけられなかったんだ。間に合わなくて，彼に迷惑かけちゃった。

治療者 ロビー，ありがとう。これは，実際の生活の中で聞いた重要なことを覚えてなければいけない状況のよい例ですね。誰か，記憶が大事だった状況の例はありませんか？

デビー え〜と，私は家を出るときに持ち物を忘れちゃうんです。例えば，スーパーに行ったときに買い物リストを持って行くのを忘れたことがあるんです。何を買ったらいいかわかりませんでした。結局，ポテトチップスとリンゴを買ったんです。でも，家に帰ってリストを見たら，牛乳とか他の物が必要だったんです。

治療者 デビー，よい例ですね。実は，今の話では記憶に関して2つの部分があったんですよ。1つ目はリストを持って行くことを忘れたこと，さらに，2つ目はリスト無しでは何を買ったらよいのか覚えられなかったということ，です。記憶を改善させることは，グループの多くの参加者にとって，毎日の生活の中で，とても役立ちそうですね。

2. 認知機能を特定する

橋渡しグループでは，シナリオを提示して，その中で登場人物が成功するための必要な認知機能は何か，役立つ補足的戦略は何か，必要な認知機能を強化する認知矯正療法での訓練課題はどれか，などについて集団で考えて意見を出し合う練習も含まれる。次の集団活動では，配付資料に提示されたシナリオの一文を，全員で順番に声に出して読んでもらう。その

間，自分の文を読む準備をするために，他の参加者は話についていき，関わり続ける。

　　　ブリトニーは昨日午前11時に，5番街45番通りにある主治医の定期診察に行った。主治医は血圧，体重を測定し，診療を行った。主治医は，彼女の血圧が徐々に上昇し，半年で体重が9kg増えたことを注意した。また，気をつけないと，心臓の病気や糖尿病の危険性があることを指摘した。そして，いくつかの指示を出した。第一に，彼女は食事を変えなければいけなかった。彼女は，栄養士との面談の予約をとるか，健康志向，低塩，低脂肪食の本を購入することができた。いずれにしろ，食べ物に気遣うべきであった。主治医は新しく降圧薬も処方した。そして彼女に，家に有る薬で補充しておいた方がよい薬はないかも確認した。

シナリオを振り返った後，CRSは次のような質問をして，グループを誘導する。

- 「ブリトニー（もしくは参加者）は医者の予約時間に間に合うために，どんな認知機能を使いましたか？」
  <u>答えの例</u>：記憶（午前11時に医者の予約をとっている，診療所は45番通りにある）や計画立て（起床時間，行き方，受診に持って行く持ち物の確認など）
- 「診療所にいる最中，ブリトニーはどのような認知機能を使わなければいけませんでしたか？」
  <u>答えの例</u>：注意（医者が言っていることに注意を向ける），情報処理（医者の言っていることで質問したいことはあるかな？），対人技能（自己主張したり，質問したり，医者に説明やもう一度繰り返して言ってもらうようお願いする），学習と記憶（医者が言ったことの全部を覚えてなければいけない）
- 「診療所から帰った後，医者の指示を守るために，ブリトニーはどんな認知機能を必要としますか？」
  <u>答えの例</u>：計画立て（医者が出した多くの課題をやり遂げる），問題解決（栄養士に連絡を取るべき？ どうやって探せばいい？ 代わりに，本を購入するべき？ どこに行けばいい？），記憶（処方箋を薬局に出さなければいけない）
- 「これらの課題をこなしやすくするにはブリトニーは何ができるでしょうか？」
  <u>答えの例</u>：診察前夜に必要な持ち物を用意して，目覚まし時計のセットなどを計画立てしておく，診察で医者が言ったことをメモするために紙とペンを受診に持って行く，医者に書面での指導と情報提供をお願いする，さらに助けが必要だったら，家族や友達，ソーシャルワーカーを呼ぶ。
- 「これらの課題に立ち向かう際に，学習センターにおけるどの訓練課題が役立ちそうで

すか？」
答えの例：記憶に対してFamiliar Faces（Lumosity），Shopping List（Fit Brains），To-Do-List（トゥ・ドゥ・リスト・トレーニング）（Brain HQ）；計画立て，問題の細分化，作業記憶に対してTowers of Hanoi（ハノイの塔）（Scientific Brain Training Pro），Route to Sprout（Lumosity）

- 「ブリトニーと同じような経験がありますか？ また，困ったことはありますか？」
  この質問は提示症例と参加者それぞれの生活と経験とを橋渡しさせやすくする。参加者は自分自身が体験した，似た状況において取り組んだ方略を共有することができ，他の参加者から学習することもできる。

3. 情報処理のための方略

参加者が自身の認知機能に対する自己評価を身につけ始めたら，橋渡しグループで情報処理を助ける方略立てについて話し合うのが有用であろう。このような方略を，コンピュータ上で実施する課題でどのように用いて，実生活において機能向上を図るためにどのように活用すべきかについて，気づきを高めることができる。以下は，記憶を助けるために役立つ方略についてのグループセッションの例である。

- 言語化：手がかり，リストの項目，課題の各段階を言葉で口にすることで，正確に情報を処理しやすくし，あとから正確に思い出せるように強く印象に残るようになる。
- チャンキング（訳注：関連する事項をひとまとめにして記憶しやすくすること）：項目を意味のある方法でつなぎ合わせることで，相互に関連性が生まれる。一つの項目を覚えたら，他の項目も覚えやすくなる。
- 反復：情報や課題の各段階を何度も何度も繰り返し，自分のものにする。継続は力なり。
- 語呂合わせ：一連の項目を表すような文字や要素で，語句や文章，もしくは短文をつくる。多量の情報を簡略化し，情報を覚えやすくする。

どのグループセッションでも，2つか3つの方略に焦点をあてる。実践を可能にし，学習の転移を促進するために，方略を用いる話し合いを活動に組み込む。例えば，言語化の方略であれば，部屋の中を歩き回って，傍に来た人全員に好きな動物を声に出して質問する。次の人に質問する前に，相手の答えを忘れないように声に出して反復してもいい。最後に，全員に覚えたことを発表してもらう。

各々の方略について話し合うために，コンピュータで実施する認知機能訓練課題で用いた，もしくは用いようと思っている方略について，さらに，同じ方略を仕事，学校，自宅など他の文脈でどのように適応できるか，などについて実例を参加者に出してもらうように促

す。各参加者のリカバリー目標を把握しておくことで，CRS は話し合いを円滑に進めやすくなる。実生活の文脈において身につけた認知機能や方略をいかに適用するかについて実例を挙げることで，各参加者にとっての利用価値を明確にする。これにより，興味関心が高まり，学習の転移を成功させる可能性が高まる。注意機能を高める方略について話し合う橋渡しグループの例は付録の**様式 9.1** にある。

4. 学習スタイルを同定する

人は実社会の中でどのように機能しているかを洞察するのに，認知機能を理解しておくことは重要であるが，自身の学習スタイルを熟知し洞察しておくことも同様に重要である。学習スタイルは，情報を理解し，処理し，体系化し，学習するための個人の嗜好である。一日の中で個人にとって一番学びやすい時間帯，感覚様式（最も情報を取り入れやすい媒体），構造様式（情報提供される際に望ましい方法），そして社会的学習様式などが学習スタイルに関係する。

これらの話し合いの包括的な目標は，学習者としての前向きな意識を育むことにある。学習方法に対して正解や不正解などの判断を排除し，その代わりに学習スタイルに焦点をあてることで，参加者は自身を学習者と認識し始め，より一層，動機づけが高まり，治療に惹きつけられるようになる。

5. 時間要因

誰でも十分な休息がとれているときに最も学習しやすい。橋渡しグループで，CRS は参加者に，一番冴えているのはいつかを尋ねてもよい。「朝型人間」だと答える人もいるだろう。彼らは一日の中で早い時間帯だと，新しい情報と新しい挑戦とを最も扱えると感じている。彼らは一日が進むにつれて，集中力が低下し，就寝時間が早いと答えるだろう。また，一日の後半やむしろ夜を好むという者もいるだろう。この時間要因に関して考えたことのある人はほとんどいないだろう。このやりとりを通して，参加者は，どの時間帯が最もよい状態かを考えるようになる。そして，次に，最高でどれだけ長く集中力が続くかについて話し合う。これは人によってばらばらになりうる。日常生活の中でこの点について考えたことのない者もいるだろうが，子供の頃や直近の学校生活の時における集中力について振り返って考えることができるだろう。

6. 感覚様式

これは，どのような方法で情報を得るのかに関係する。読むことで情報を得ることを好む者がいれば，耳で聞くことを好む者もいれば，画像情報を好む者もいる。これら3つの中から組み合わせることで，最も学習できることもよくある。情報媒体について話し合うには，

個々の参加者自身がどうすれば最も学習できるかを考える必要がある。誰もが日々の生活の中で学ぶことを強いられていることからも，これは有用な知識である。例えば，自分が聴覚的なものと文字による組み合わせによる情報提供が必要であると知っていることは，主治医に受診して長ったらしくて複雑な指示をされたときに，有用な情報となりうる。

7. 構造様式

複雑で相互関係のある情報をどのように理解するかは大いに個人差がある。論点を全体的に理解するために，まず先に全体像から見ることを好む人もいる。「全体像」を好む者にすれば，細部を提示されると惑わされてしまう。逆に，複雑な課題を断片ならびに細部すべてを系統立てて検討し，全体像に向けて取り組む必要のある者もいる。細部から進む学習者にとって，各項目を注意深く理解することなく全体像を処理しようとすることは，単に気味悪く感じてしまう。

橋渡しグループでは，治療者は参加者に，情報を取り入れる際の好みや様式について話し合うよう促してもよい。新しい携帯電話の使い方を学んだり，ビーチでどの日焼け止めを使ったらよいか判断する，など具体的な例を用いるのは有益である。

8. 社会的学習スタイル

ほとんどの学習は孤立して行われることはない。人は普通，お互いに影響し合って暮らしている——職場の上司や教育係，同僚，家族など。個人の性格，社会的な嗜好などが，与えられた状況の中でどのように学習できるかに影響するであろう。例えば，能力を発揮し，責任を背負わされていると感じる必要がある人がいる一方で，有用で役立つと見られていることが重要である人もいる。独学で学びたい者もいれば，1人で何か取り組もうとする前に，頻繁に手助けと指示を求める者もいる。

以下は，学習スタイルについてのセッションがどのように進むかについての例である。

治療者	今日は，学習スタイルについてグループ討論をしたいと思います。学習スタイルが意味するところは，情報を理解し，学習する方法はみんな違うということです。例えば，本を読むのが本当に好きな人がいれば，じっとして，動画などから学ぶのを好む人もいます。さまざまな要因によって，より簡単に学べたり，より学ぶのが難しくなったりしますが，十人十色です。ジャネットにとってよい方法が，デーブにとっては役立たないかもしれません。それでは，学習スタイルについて，探ってみましょう。デーブ，あなたは朝型人間ですか？　それとも夜型人間ですか？　仕事や学校とかで，もし新しい情報を読んで学

	ぶとすれば，午前と午後とどちらがいいですか？
デーブ	おお！ まさに，午後型の人間です！
ジャネット	私は違うわ。朝がいい。朝早く，大体5時くらいに起きて，コーヒー入れて，朝のニュースを見るの。
デーブ	朝の時間には物を考えることすらできないよ！ 薬の効果がなくなるのを感じるのに昼までかかる。
治療者	それでは，デーブ，夜型人間のあなたに，午前中に何かこなすよう指示されたらどうなります？
デーブ	たぶん，よい仕事はできないよ。
治療者	そして，ジャネット，あなたは午前中が好きですよね。そこで，午後10時にテキストの2章分読むように求められて，翌日の質問に答える準備はできますか？
ジャネット	わからないわ。そんな遅くに読めないわ。午後10時にはくたくたになってるもの。
治療者	それでは，どうすればいいですか？
ジャネット	たぶん，午前中に読むわ。
治療者	そのとおりだね！ 自分の学習スタイルを知っておくことは，何時頃に，どのような学習環境，例えば本を読むときなどを整えるかをはっきりさせやすくし，新しいことを学び，覚えるのによい機会となります。
治療者	クリストファー，あなたは一度に複数のことを考えるのは好きですか？ それとも，一つのことをじっくり考えたいですか？
クリストファー	わかんないな。
治療者	え〜と，例えば，食料品店に行ったときに，リストを順にたどりますか？ それとも思いついた順に回りますか？
クリストファー	そう，リストをつくる。
サラ	あなたも！ うちのお母さんもいつもするんだけど，私はリストをつくるのが嫌いなの。ただ行って，何があるかみたいの。
治療者	全く違ったスタイルの人と一緒に買い物に行ったことがある人はいますか？ リストにあるものだけにこだわる人と，その逆と。
クリストファー	うわ，ホントいらいらする！ 僕のルームメイトは何時間もかけるんだけど，僕はリストにあるものを，ただ手に入れて，帰りたいんだ。
治療者	とても違ったスタイルの人とともに課題に取り組むのはイライラするかもしれません。もっと買い物を楽しくするには，どうしたらよいでしょう？

治療者の態度は，このような話し合いの雰囲気に影響を与えうる。広範囲の学習スタイルや，さまざまなスタイルを持つ人々が交流する際に生じる込み入った状況に対して，CRSが楽しみ，謝意を示せば，参加者は忍容性と自信を身につける。

9. 学習の障壁を乗り超える

認知矯正療法の目標は，参加者の現在の機能水準を超えて，認知機能や技能を高めようと挑戦することにある。これは強い情動反応を惹起し，この情動反応は次に，学習量に影響を及ぼす。適性についての懸念と，不適応的思考パターンは動機づけに悪い影響を及ぼし，学習活動に取り組む参加者の気を散らす。否定的な思考や信念は，認知機能の改善を日常生活の行動に取り入れる際に，かなりの障壁となる。

自動思考は，特定の情動反応や行動を導く，状況依存的な思考である。肯定的な自動思考（例：「あれは楽しかった」）もあるが，不正確だったり，ひずんで映し出したり，歪んだ思考様式（例：「この要領をつかむことなんて，決してできないんだ」）もありえる。認知機能訓練を肯定的な見方で捉えることが学習過程への関心を促進するかもしれない一方で，否定的な評価は，難局に直面した際に課題に取り組み続けることを邪魔し，思いとどまらせてしまうかもしれない。認知機能訓練課題の最中に不適応的な思考が浮かんでくることが起こり得る一方で，認知矯正療法のセッション，とりわけ橋渡しグループは，興味関心と学習に悪い影響を及ぼしうる自動思考を振り返って取り組むのに，安全で，支持的な環境を提供しうる。

認知機能訓練課題に取り組んでいる最中の自動思考の例について話し合うことに，数回分の橋渡しグループをあててもよい。そこでは，参加者に自身の思考パターンを振り返らせ，さらに，学習の妨げとなっていれば，自動思考を克服し変化させるための教示スキルも振り返らせる。思考の誤りを同定し，取り組むことは個人で実施しうるが，この活動を橋渡しグループの文脈で実施することで，経験を標準化しやすくし，他のメンバーの手助けを引き出しうる。**表9**は，認知機能訓練課題の最中に発生しうる，いくつかのタイプの思考の誤りの例である。この表にはさらに，より正確でバランスよくするためには，どのように再構成され，訂正されうるかも示されている。この表に挙げられているように，思考の誤りを定義し実例を示すことで，参加者の体験談や，セッション中に似たような課題が生じた際にどのように対処したのか，などを話し合う土台が提供される。

自動思考について焦点をあてる橋渡しグループでは，認知機能訓練課題への取り組みに影響を及ぼす「認知の歪み」や根底にある機能不全的な態度と信念を評価するために，認知行動療法（CBT）の原則を用いる。そして，これらの思考パターンの検討の先にある目標は，学習センターや他の学習可能な場における学習過程に参加者を惹きつけ続けることである。思考パターンを振り返るために，認知行動療法の方略を用いることは，参加者が学習の障壁

表9 認知機能訓練課題における思考の誤り

推論の誤り	認知矯正療法における実例	認知再構成
白黒思考	私はひどく物覚えが悪い。	ちょうど今，この課題で苦労している。たまに難しい課題があるけれども，これまで取り組んできた中で，上手にこなせるようになった課題はいっぱいあった。
破局的思考	この課題ができないのだったら，いつになっても学校に戻れるわけがない。	学習は進行中だ。自分のスキルを高めるために努力しているし，日々の訓練は自分の目標に近づかせている。
先読みの誤り	この課題も失敗するだろう。	前にこの考えが浮かんだとき，失敗しなかった。もし失敗したとしても，大丈夫。間違うことは，自分のやり方を考え直して，新しいやり方を試す，非常によい機会だ。
心の読みすぎ	CRSは，私の発言を橋渡しセッションで認めてくれなかった。たぶん，彼女は私を馬鹿だと思ってるんだ。	自分の発言が無視されたと感じると，うまく対処できない。なぜそんなことになったのか？ もしかしたら別の理由があるかも？

を乗り越える手助けをするためのメタ認知的活動なのである。これは，認知機能や方略を日常生活で応用するために，さらには，リカバリー目標に前進するために重要である。

II．技能育成グループ

　技能育成グループはメタ認知グループとは違う。なぜなら，認知機能への関心を高めるよりはむしろ，ある特定の認知機能障害を矯正することに焦点を置いているからである。技能育成グループでは補助的戦略の教示，認知機能障害に対する適応的な仕組みの同定，特定の認知機能障害の改善を目的とした訓練などが挙げられる。さらに技能育成グループの構成としては，日常生活に関連のある認知機能や方略に関連する訓練を治療者が誘導しながら実施できる，シミュレーションやロールプレイが挙げられる。

　集団形式で訓練を行うことは，参加者がコンピュータ上で取り組んでいる認知機能訓練課題を補う。認知機能の一部，例えば問題解決などは，比較的簡潔で近接的な目標を持つ機能回復的な訓練課題では簡単に対処できない。セッション中に技能を学習したり実際に取り組んで身につけることは，潜在的な認知機能を高め，メタ認知過程を関与させる効果的な手法である。これによって，治療場面の外で同じ技能を用いる可能性を高めることができる。

　精神疾患を持つ多くの人々が抱える「病識の乏しさ」と「抽象的思考の困難さ」は，治療場面で得られた認知機能の改善を意識せずに実生活に般化させる際の制限となり得る。このような人達にとって，技能や方略を実践する明確な機会を提供することは重要である。技能

育成グループの例を以下に記載した。

1．準備の整え方

　計画立てと体系化は遂行機能として知られており，実生活で役割を果たすために必要不可欠であり，認知矯正療法の橋渡しグループにおいて訓練できる。このグループでは，参加者の慌ただしい日を例に用いて，日常の活動を遂行するうえで認知機能をどのように活用できるかを説明することが目標となる。以下の会話にも記載されているように，この橋渡しグループを実施する際には，ホワイトボードかフリップボードが役立つ。

　　治療者　今日はみなさんの日常生活において物事をうまく準備するいろいろな方法について話し合います。することがいくつもある一日を考えてみてください。おそらく，1週間のなかで最も忙しいと思う1日があるでしょう。

　　ジェニー　私は，水曜日が一番忙しいの。だって，わたしの住んでいるところの自立訓練プログラムで，夕食の手伝いをしてるから。他の二人の住人と作業するからありがたいんだけど，することがたくさんあるの！

　　治療者　まあ！　責任重大ですね！　料理をつくる際にはいくつかの認知機能を用いますね。さらに，大勢に料理をつくるとなると，難しさのレベルが上がります。それでは，水曜の晩に皆の食卓に夕飯を用意するために，どのようにすべての作業をうまくやり遂げているのかを理解するために，分析してみましょう。

　　ジェニー　えーと，最初，献立をほかの人と選ぶ。例えば，サラダ，パスタ，パンのように。

　　治療者　では，思い出せるように「献立を決める」とホワイトボードに書きましょう。

　　ジェニー　時々，食品の買い物にも行きます。午後に料理をし，午後6：30に階下に皆が来る前にテーブルセッティングを済ませます。

　　治療者　では食品の買い物，料理，テーブルセッティングが書けますね。素晴らしい。18：30までに全部きちんと終わっているように，前もって計画できることはありますか。

　　ジェニー　時々，前日にレシピを見て何をつくるか他の人に相談したりします。

　　治療者　それは物事を早めに終えるよい方法のようですね。前もってできることなので「献立を決める」の横に☆印をつけましょう。水曜日に，まず何をしますか。

　　ジェニー　必要な食材の全部と，それぞれどれくらいの量が必要かを書いたリストを作

治療者	とてもよい計画のようですね。買出しの際に必要な食品のリストを作っておくと，買出しをまとめたり，店に着いたときに買わないといけないものを思い出すのに役立ちます。他に役立つと思った方略はありますか。
ジェニー	しないといけないことを全部スケジュールにすることを学びました。さかのぼって作業するので，18：30に夕食なら，テーブルや椅子をセッティングできるように18：15までに料理ができている必要があります。もし18：15までに全部の料理が仕上がっていないといけないとすれば，パスタをいつ茹で始めないといけないかがわかります。野菜を切ったりパンを切り分けるような準備がたくさんあるとすれば，スーパーから戻っていないといけない最も遅い時間がわかります。
ジョン	僕は感謝祭には家族が食事をつくるのをいつも手伝います。オーブンに全部のいろんな料理を入れる時間を決めるために，私たちもスケジュールを作ります。いつ何をするかは大切ですよね？
治療者	その通りです！このホワイトボードでやってきたように，やることリストを作ったり優先順位をつけることで，一日を体系化していくわけですよね。さかのぼって作業することも，前もって計画する際にとても役立つ方略です。
ジェニー	いろんな方略を学んで本当に良かったと思います。初めは，全部成し遂げようとして大変だったし，めちゃくちゃでした。でも繰り返すうちに，うまくいく方法がわかってきました。
治療者	ジェニー，忙しい日の本当によい例を出してくれましたね。食事をつくるようなタイプの活動は，ジョン，あなたのように，他の人も経験があることのようですね。あなたがた二人とも説明したように，体系化しておくこと，リストを作ったり，優先順位をつけたり，前もって計画するためにさかのぼって作業するような方略は，全部を成し遂げるのに役立つようですね。

冒頭：りります。冷蔵庫とパントリーをチェックして，既にある食品と買わないといけないものを確かめます。そして店にはそのリストを持って行きます。

2. これからすることを思い出す

　メモをとったり，リストを作ったり，目覚ましをかけることは，情報を覚えたり，時間を管理したり，大切なことをすることを思い出すために日常生活で使う方略である。多くの人にとってはこのような方略は自然に思いつくことだが，精神疾患を持つ人で特に体系化，計画立てのような遂行機能や記憶に障害がある場合には，その限りではない。

　この橋渡しグループで参加者は，これからすることを思い出すための体系化方略としてカレンダーを実際に使う練習をする。カレンダーは細かさや具体性に優れたもの（例：デイ

リーカレンダー）や，幅広さや一般性に優れたもの（例：月カレンダー）がある。異なるカレンダー（例：月ごと，週ごと，日ごと）の例を資料として配付して，各タイプのカレンダーをどのように使うべきか話し合うのは有用である。話し合いを導くために，治療者は参加者に以下の問いを尋ねるとよい。

- それぞれのカレンダーにどんなタイプの情報を書くのか？ 誕生日や予約を記入するのに月カレンダーを使い，予約の時間や場所のようなより細かな情報を記入するのに週カレンダーを使い，することのリスト記入するのに時間ごとに分かれている日カレンダーを使う。
- 各カレンダーはどこに保管すべきか？
- CRS は参加者がルーチンとして使えるように，カレンダーが良く見える場所や手が届きやすい場所にあることを勧めている。例えば，月カレンダーを寝室の壁に掛け，日や週カレンダーはいつでも手が届くようにかばんやバックパックにいれておくとよい。
- いつカレンダーを確認すべきか？
- CRS は毎日カレンダーを使うことを勧めている。
- 電子カレンダーや他の備忘手段を使う参加者はいるだろうか。
- あなたにとってはどのタイプのカレンダーが最も役立つだろうか。

治療者は参加者が互いに自分が使っているカレンダーを見せ合い，リマインダー機能（訳注：予定を思い出させる機能）の使い方のコツ（例：電話にアラームをつける，メールでリマインダーを送ってくれる電子カレンダーを使う）を共有させる。参加者が選んだカレンダーのコピーを印刷して用意しておくと，思い出さなければならない情報を書き込んだり，毎週あるいは毎日遂行すべき課題や締め切りのリストをつくる練習を，セッションの中でさせることができる。

3. 注意と記憶の模擬課題

精神疾患を持つ人の多くが注意と記憶が低下しているため，耳で聞いて学習することを苦手としている。橋渡しグループはこれらのスキルを練習する機会を提供し，コンピュータで実施する認知機能訓練課題を補完する。「よく聞いて！」は面白い話を聞いてその内容をまとめるセッションであり，注意と記憶の機能を，日常生活に類似した文脈にのせている。

橋渡しグループ「よく聞いて！」の例を，付録の**様式 9.2** に示す。この活動ではインターネット接続とスピーカーが必要であり，参加者は短い話を聞いてから，聞いた内容を話し合うようになっている。活動の後にグループ参加者は，コンピュータで実施する認知機能訓練課題で練習したスキルを，グループ参加者の機能的目標に関係した生活上の場面に関連付け

るよう促される。

4. 問題解決グループ

　別のタイプのグループ活動ではグループ討論のために日常生活上の場面のシナリオを呈示し，問題解決を共有することに焦点化している。以下に問題解決グループの例をいくつか示す。CRSは以下のシナリオを示した資料を配付し，参加者は順番に一文ずつ音読し，話を聞くことに集中しやすくする。

例1
　チャーリーは明日デートを控えているが，アパートがちらかっている。冷蔵庫には飲み物も食べ物もなく，清潔な服はなく，チャーリーはパニックになりかけている。チャーリーは相手とアパートで落ち合い，それから映画に一緒に行く約束をした。彼女は映画の選択をチャーリーに任せた。チャーリーには1日しかなく，何から手をつけたらよいかわからない。チャーリーを助けられますか。
　グループでの質問の例を以下に示す。

- 「グループとして，チャーリーが明日のデートまでにしければならないことのリストを作れるだろうか」
  <u>答えの例</u>：映画館の選択，映画の選択，上映時間の選択，アパートの掃除，洗濯，相手に出せる食べ物の購入
- 「チャーリーが何を最初にするかは大切だろうか」
  この質問は，グループに，優先順位付け，時間管理，問題解決について話し合ってもらうのに有用な質問である。
- 「チャーリーはどうやって全部のことをしたと確認できるのか」
  この質問は，グループに，リスト作成や優先順位付けのような時間管理方略や，マルチタスク，計画，問題解決と言ったスキルについて話し合ってもらうのに有用な質問である。
- 「チャーリーがすべき最も大切なことは何か」
  この質問は，グループに，優先順位付け，時間管理について話し合ってもらうのに有用な質問である。
- 「チャーリーが学習センターで計画や問題解決機能を強めるのに使える認知機能訓練課題はどのようなものか」
  <u>答えの例</u>：Route to Sprout，Towers of Hanoi（ハノイの塔），Carmen USA/World，Stocktopus

例2

　キャサリンは3人いるオフィスの秘書として勤務している．時々，3人は同時にキャサリンに物事をしてもらいたがる．ある人は来週火曜日午後8時に4人分の予約をレストランで取ってほしいし，別の上司は明日までに書類のコピーを10部とってほしいし，別の上司は自分のオフィスにすぐ来てキャサリンに口頭記述を取って欲しがっている．キャサリンはこれらのこと全部を覚えているのは困難であり，どれについてでも間違いを犯すと問題になると心配している．どのようにすればキャサリンは全部を正しくできると確信できるだろうか．

　グループでの質問の例を以下に示す．

- 「この問題はどう解決できるか」
- 「この問題を解決するのに必要な認知機能は何か」
  <u>答えの例</u>：記憶，注意，集中，順列化，問題解決，体系化，問題解決
- 「キャサリンがここで必要としているスキルを身につけるために学習センターで使えるプログラムはどのようなものか」

5．議論の提示

　別のグループとしての課題に，グループの希望を叶えるために団結して説得力のある議論を提示することが挙げられる．例えばグループは，新しいコンピュータやお菓子を購入する資金を求める説得力のある手紙を管理者に送りたいと考えるかもしれない．この目的を達成するために，CRSは説得力のある議論をするための手順を参加者に教える．

1）問題を強調し，注目を得る．
　　例：「コンピュータのおかげで人は認知機能の訓練ができるようになった」
2）問題を説明し，ニーズを示す．
　　例：「我々は学習センターの参加者で認知機能を改善しようと訓練しています．しかし，コンピュータの台数が足りません」
3）問題の解決策を示す．
　　例：「学習センターに出席している参加者全員が認知機能を改善できるようコンピュータがもう1台必要です」
4）解決策の利点を視覚化する．
　　例：「学習センターにコンピュータがもう1台あれば，より大勢が認知機能を改善でき，治療目標に到達できます．
5）行動を求める．

例：「お勧めできるコンピュータが決まっていますので，注文をお願いしたいと思います」

このセッションにおける参加者個人の目標としては，集中力，目標までの手順の明確化，問題解決のための共同作業，効果的なコミュニケーションが含まれるだろう。強調すべき点は，言語コミュニケーション，順列化，体系化，計画立てである。このような課題は他者に何かの提案を伝えたり，自分のニーズを主張するなどの日常生活の活動への般化に役立つ。

6. 会話で注意を払う

効果的なコミュニケーションは，社会交流，問題解決，自己主張，自分のニーズを満たすことに不可欠である。しかし言われた内容に注意を払い，覚えておくといった認知機能に問題があると，効果的なコミュニケーションは困難になる。社会スキルにも問題があると，状況はより一層難しくなる。ロールプレイは神経認知機能や社会認知機能を，構造化された，支持的な環境の中で練習する効果的な方法であり，繰り返しの練習で修得感が得られる。

この橋渡しグループの目的は参加者が誰かの話を聞いたり，会話をしているときに，よりよく注意が払えるようになるさまざまなテクニックを学ぶことである。以下に他者が話しているときに集中し続けるための方略を示す。話し合いを促す質問やロールプレイを提案している。

- 他のもので気が散らないようにしてください（例：静かな場所を見つける，TVや音楽を消す）。大切なことを聞き逃さないために同時に二つのことに注意を向けないでください。

  参加者にこの方略の使用が役立った経験があるかどうか尋ねてみる。

- もし対面して誰かと会話しているなら，自分に話している人を見てください。これは相手に自分が聞いていると知らせるための大切なポイントですし，相手の話に注意を払うためにも役立ちます。時には，目を合わせるのが少し嫌だという人もいますが，慣れれば楽になります。もしそちらの方がよければ相手の鼻を見てください。

  ロールプレイを練習してください。例えば，AさんがBさんにその日コンピュータで何をしたかを話し，両者で視線を合わせる練習をします。

- 自分が言われたことを言い直してください。相手から言われた情報を，自分の言葉で相手に返してくださいということです。これは聞いた内容や理解した内容が正確であるかを確かめる，非常によい方法です。またこれによって，話し手に自分が聞いていることを知らせることができるという点でも，よい会話スキルです。

  ロールプレイを練習してください。例えば，AさんがBさんに自分の好きなTV

番組について話し，Bさんが聞いたことを自分の言葉で繰り返します。
■ 質問をしてください。質問に対する答えを得ることに加え，話し手に自分が注意を払っていることを伝えます。話し手が言ったことについての質問でもよいですし，話し手にゆっくりと話してくださいと言ったり，ある箇所を繰り返してくださいと言っても構いません。

　　ロールプレイを練習してください。例えば，AさんがBさんになぜある食べ物が好きかを話し，Bさんが内容について質問をします。

　治療者は各ロールプレイ練習のために別のボランティアを依頼してもよい。一般的に，ロールプレイや会話スキルの練習が不快だと感じる人もいる。もし必要なら，CRSは，ボランティア（多分より経験の長い参加者）と模範のロールプレイをしてもよい。CRSは毎回ポジティブなフィードバックを与え，常に参加者のよかった点を最初に指摘することで，参加者はロールプレイをよい経験とすることができる。

　建設的な批判は「もし……できるともっとよいですね」のようにポジティブな方法で与えることができる。その後参加者はロールプレイを再度するよう求められ，参加と努力に対して，言語的な賞賛を得る。ロールプレイ後，CRSは参加者に会話で注意を払うことに訳立つ，コンピュータで実施する認知機能訓練課題を考えるように促す（例：Two Timing [SBTP]，You've Got Voicemail [SBTP]，Auditory Ace（オーディトリー・エース）[BHQ]，To-Do List（トゥ・ドゥ・リスト・トレーニング）[BHQ]）。CRSは実際の日常生活の例（例：医師の診察室，職場で上司から指示を受けているとき，友人と話しているとき）を挙げて，これらの方略を以前に使ったことがあるか，この先に役に立ちそうかを尋ねる。付録の**様式9.3**にこのスキルに関するグループ活動の例を示す。

7. 紙と鉛筆を使う課題

　課題志向のグループでは，言語理解や視覚弁別のような特定の認知機能を改善する目的の紙と鉛筆を使う課題を用いることができる。課題の重点は聴覚処理，細部への注意，ワーキングメモリにある。この課題では，参加者がそれぞれに選択し，進め，遂行する並列形式も可能だが，社会的な相互作用を促すためにチームで協力的に行うことも可能である。

　紙と鉛筆の問題解決課題はウェブサイトにたくさんある（www.puzzles.com）。例えば，アセスメントで使用した問題解決課題（第5章を参照）のような論理問題をダウンロードしグループ活動として行うことができる。類似の言語的論理課題を**図12**に示す。橋渡しグループの文脈の中では，参加者に，ヒントを順番に音読し問題へのアプローチの仕方を話し合うよう求めることができる。治療者の主な役割は，話し合いを促し，全員が参加していることを確実にし，解決に到達するようガイドすることである。課題の後で，グループ参加者

サム，カレン，アルトン，オスカー，エレナは違うお菓子を好みます。
- カレンの家族は彼女が「ウサギのように食べる」と言います
- オスカーはチョコレートが入ったものは一切食べません
- サムは塩辛いものが好きですがプレッツェルは嫌いです
- アルトンはイタリア料理が好きです

問題を解いてボックスに ✓（はい）か，×（いいえ）のいずれかを付けてください。

	エム&エム	ポテトチップス	にんじんスティック	プレッツェル	ピザ
カレン					
オスカー					
サム					
アルトン					
エレナ					

図 12　好きなお菓子パズル

はパズルを解くのに使った方略（例：試行錯誤，消去の法則）や，コンピュータで実施する認知機能訓練課題において類似の方略を使ったことがあるかを述べるよう求められる。

8. 動機づけを促進するグループ

　橋渡しグループの中で直接動機づけの話題を取り上げ，動機づけを維持する方略を教えるやり方もある。例えば，好きではない課題を終えたときに好きな曲を聴くような報酬を準備することは，動機づけを維持する方略になる。もし参加者が自分にとって何が動機づけを高め，何が逆にやる気を失わせるかを知れば，自己統制が向上するだろう。

　6Pと呼ばれる方略について話し合うことは，動機づけを促進する方法を教える有益なやり方だろう。これらの方略は目標関連の課題を遂行することに使うことができる。CRSはこれらの方略をリストにしたカラフルな資料を用いたり，参加者が各方略をどのように使うか考えるように促すことができる。橋渡しグループの長さにより取り上げる方略の数を変えるとよい。

　■ついでにする：既にすると決まっている活動に，しなければならないが面倒な活動を足

す。例えば，朝のコーヒーを飲みながら新しい仕事について調べる。
- ■ 楽しい組み合わせ：面倒な活動を楽しい活動と組み合わせる。例えば，TV を見たり音楽を聴きながら洗濯物をたたむ。
- ■ 他の人と組む：他の人にあなたと組んで活動してもらうか，同じ部屋にいてもらう。例えば，自分が掃除をする間，友人を招いて話してもらう。
- ■ プレゼントやご褒美：課題を終えた時の自分へのご褒美を計画しておく。例えば，職場で課題が終わった後でおやつのための休憩をとる。
- ■ 良い点と悪い点：ある課題をする自分の動機づけを明確化する。それを成し遂げることでどのような利点があるのか。例えば，請求書の支払いを今日してしまえば，一月の予算の残りがわかり，今週末の余暇にどの程度お金が使えるかがわかる。もし請求書の支払いを今日しなければ，今週末浪費したり支払いをすることを後で思い出さず，借金が増えてしまうかもしれない。
- ■ 過去の成功：以前うまくいったことを参考にするとよい。困難な課題をやり遂げた時のことを思い出せるか。どのように始めたのか。課題をやり遂げた時にどう感じたか。

9．ニュースレターの作成

　創造的で，認知的な挑戦となるグループ課題の例がニュースレターの作成である。これは学習センターで継続的に発行されるもので，参加者がそれぞれの興味や長所を活かしてかかわるものであり，グループで共有される，価値のある生産物である。橋渡しグループで議論する内容というより，個人の表現，書き言葉で言いたいことを伝える技術，計画建て，体系化を促進する継続的な課外活動である。

　ニュースレターの作成には，週のスケジュールの中に，数時間余計に時間が必要となる。多様な仕事を割り振ることにより，認知機能に基づいた目標や，治療目標に対して最適に個別化された活動とすることができる。例えば，レイアウトを考える参加者がいれば，漫画を描いたり写真を撮る参加者がおり，映画やソフトウェアのレビューを書く参加者がおり，興味深い人をインタビューする参加者がいる。遠隔的で，はっきりと定義されていない目標を扱える参加者は，記事を書いたり，トピックを何にしたいかを自由に考えるよう依頼される。より構造化され明確に定義された目標を必要とする参加者は，トピックを3つの選択肢の中から選ぶよう言われたり，素材をまとめる方法を示された方がよいだろう。ニュースレターの様式は大抵のコンピュータの文書作成ソフトに入っている。

10．要約

　認知機能障害を持つ人の橋渡しグループ活動の発案や実践は複雑である。治療者の役割は学習に対して肯定的な雰囲気を作り，グループ場面で思考と行動を最もよいやり方でつなぐ

経験を構築することである。効果的なグループリーダーは以下を実践している。

- 障害と同様に，長所にも焦点を当てている。
- 正の強化とポジティブな励ましを与える。認知機能障害を持つ人は，そうでない人と比べて，同じ目標に到達するためにより長く，より多くの苦労を伴うので，このような励ましを特に必要としている。
- よい結果が得られるかどうかは，参加者それぞれに個別化された目標に向けて治療的な促しを行うことにかかっていることを理解している。
- 忍耐強く，柔軟に，創造性を持って，リーダーの役割を果たしている。
- グループ内の個人が最大限に機能することを求めて，多くの学習様式とオプションを使う。
- 常に創造的で，認知機能障害を持つ人のための支持と構造を与える新たなグループセッションについて考えている。

第10章 困難な状況への対応

参加者は時に，学習に関して逆効果となったり，学習センター全体の目標志向的な雰囲気を妨げるような行動を取る時がある。以下の症例提示では，特定の症例を詳しく示すのではなく，よくある問題をどう解決するかに焦点を当てている。

I．じっとしていられない参加者

参加者の中にはじっと座っていられない人もいる。貧乏ゆすりを続けたり，椅子の上でそわそわしたりする。より問題なのは，マウスを常に動かすことである。このために，訓練に取り組むことが困難になるかもしれないばかりでなく，近くの参加者の邪魔をしてしまう可能性もある。

1．原因についての仮説と調査

最初のステップは，なぜこのようなことが生じているか考えることである。薬の副作用なのか。不安の現れなのか。注意欠陥多動性障害（ADHD）なのか。習慣化してしまった常同行為なのか。参加者の病歴を振り返り，チームの他のメンバーと相談することで，落ち着きのなさが他の場面でも同様に見られるのかを知ることができる。もし問題が薬の副作用やADHDと判断されたのなら，精神科医の意見を求める。薬の副作用でないとしたら，認知矯正療法のセッションで取り上げることが可能である。

2．気づきを促す

決して批判的ではなく友好的な態度で，参加者に対して「私が見るにあなたは……いつも足を動かしているようですね／マウスを動かしていますね／ちょっと動きが多いですね」というように話しかける。参加者がこのことに気がつくか，どう説明するかに注目する。あなたの言葉が，参加者がそのことに気がつくきっかけとなる場合もある。参加者はこう言うかもしれない。「私はいつもこうなんです」あるいは「心配になってしまって」と。もし参加者が全く，あるいはほとんど気づかない場合には，参加者が自分の動きに注意を向け始めるまで，数セッションにわたって，セッションごとに一度は言及する必要があるだろう。

3. 絶えず体を動かすことの適応的な効果を考える

参加者に対して簡潔に,「貧乏ゆすりで気持ちが楽になる人もいるのですが」と言ってみる。参加者にはその動きがどのように役立つか説明させてみる。ここで重要なのは,そうすることによって参加者は理解されていると感じ,習慣を変えることによって生じるかもしれない何らかのデメリットに備えることができることである。

4. 絶えず体を動かすことによる負の効果を考え,代わりのやり方を提示する

体を動かしすぎること（あるいは何らかの身体の動き）による望ましくない結果についての話し合いは慎重に行われるべきであり,また体を揺することは自分の目標の妨げになっていると十分理解できた時点で行われるべきである。このステップは,課題にしばらく取り組んだ時点で行われるべきである。このように言ってみる。「いつもマウスを動かしてばかりいると,このゲームをするのが難しくなりますよ。足を動かしたり足踏みをするのはどうですか？ 腕と手をじっとさせる練習をしてみませんか？」。動きを半側の下肢,片足または下腿だけに限定するよう勧めてみる。こうすることによって,動きをコンピュータの操作から隔離し,邪魔になることを予防する。

5. 一定時間ごとのストレッチを提案する

30分ごとに立ち上がってストレッチをすることが役に立つ場合がある。次のように言ってみる。「すこし休んで,立ってストレッチをしてみてはいかがですか。長時間座っていると疲れますし,少し運動すると集中力が高まりますよ」

Ⅱ. マウス操作が極めて苦手な参加者

参加者の多く,とくに高齢者や薬の副作用がある人は,マウスをスムーズに動かすのが困難である。振り回したり,揺すったり,標的まで動かせなかったり,一カ所にとどめておくのが難しかったりする。マウス操作を改善するためにできる方略をいくつか示す。

1）振戦がある人のためのマウスを使用してもらう。
2）コンピューターの「ユーティリティ」あるいは「システム環境設定」フォルダを開き,マウスのセッティングを参加者に適切なものに調整する。
3）基本的なマウス操作が必要となるソフトウェアを探す。例えば,「Quick Change from Math Arena™」など。参加者が集中力や問題解決方略のための訓練課題を実施している間は,タイマーをオフにしてマウスコントロールに集中できるようにする。
4）補助器具を使用する。マウスを動かす腕に重りを巻くことが,役に立つ場合がある。

マジックテープ式のリストウエイトはインターネットで購入することができ，運動障害を持つ参加者の手首を安定させるのに役立つ。

Ⅲ．時間に遅れる・欠席する参加者

頻回に遅刻または欠席する参加者への対処は，認知矯正療法士（CRS）にとって難題である。参加者が一カ月に予定されたセッションの1/4以上を欠席するときには，どのように出席状況を改善するか，改めて参加者と話し合う場を設けるべきである。話し合いのためのステップを提示する。

1）参加者に出席表を提示する。平静を保ちながら，視覚的にも，認知の上でも，問題に気づかせる。この治療は，最低でも週に2回以上の出席があって初めて役に立つことを伝える。協力的であるように努め，批判的にならないようにする。安全な環境で問題を同定することが目的であり，これによって意思決定の共有（訳注：shared decision making）が促進される。
2）なぜ遅刻，欠席をするのか，参加者に尋ねる。何が起こっているのか理解するように努める。順序立てて考える力や記憶力が乏しいのではないか。もしそうなら，支援する。仕事や，他のスケジュールのために時間がないのではないか。その場合は曜日や時間帯を変更すべきかもしれない。あるいは，今は学習センターに通うのによい時期ではないのかもしれず，今後もっとプログラムに参加しやすい時期がないかを考えるようにする。
3）毎週参加できるように計画を立てる。さらに毎週の出席を記録につけて，視覚的にも認知的にも，出席状況がわかるようにしておく。意思決定の共有の技法を用いながら，参加のためのリマインダーや，通知の方法について一緒に考える。このようにして参加者は問題解決に役割を果たし，自身の進歩に気がつくことができる。
4）出席状況に影響を与えている要因を考え，参加者が現実を見つめ，成功できるように，参加者自身による改善活動を援助し続ける。そこには，他のチームメンバーや支援者とのディスカッションが含まれることもある。

参加者の遅刻や欠席の問題をさらに検討するために，CRSは以下の点を考慮すべきである。すなわち，①限界設定，②学習センターへの参加の価値を明確化する，③治療チーム全体での関わり，④文化的・社会的要因，である。

1．限界設定

　頻回に遅刻を繰り返す参加者は，学習センターで求められていることを理解していないのかもしれない。インテーク面接で時間厳守のルールは示されているはずだが，参加者は忘れていたり，重要とは考えていなかったのかもしれない。時間どおりに出席することの根本的理由を，参加者に最初に思い出してもらわなくてはならない。参加者には技能獲得と形成のためには，すべてのセッションに続けて出席することが絶対必要だと説明すべきである。散発的に出席し，始終遅刻していては，課題を用いた訓練が十分にできない。

　参加者がこの点を確実に理解するためには，言い方を変えて何回か説明することが有用である。運動についての例え話が役に立つかもしれない。参加者には思考技能の訓練は，筋肉をつけたりダイエットをするようなものだと説明する。週1回ジムに通って20分間だけ運動するのでは期待された結果は達成されない。学習センターでも同じである。参加者は予定された全過程に出席しなくては目標を達成できない。

　もし参加者がセッションに遅刻し続けた場合は2度目の通告をするべきである。カレンダーを使用し，参加者に最初この問題について話し合った時がいつかを思い出してもらい，それ以後の出席状況を一緒に振り返る。その後に，時間厳守が難しくなっている原因をCRSと参加者が一緒になって探し，その解決策を考える。目覚まし時計が必要か，朝は十分に余裕を持って行動できているか，交通機関の時刻表のせいではないか，朝ちゃんと起きられるように薬剤が調整されているか，など。もし遅刻が習慣となっており，認知機能の問題や環境が原因でないのであれば，CRSは参加者と共に限界を設定する。参加者には，セッション途中での参加は認められないことを説明する。もしセッションの開始から10分たって現れなかったら，そのセッションは欠席となり，次回は定刻に来るようさらなる努力をする必要がある。

　それでも参加者がセッションに時間通りに来られなければ，3度目の，そして最終の通告がなされる。もし次のセッションに遅れたら，時間厳守ができるようになるまでプログラムには復帰できないと伝える。もし参加者がこの警告に従わずにセッションに遅れて来た時には，その人と一緒に座って，なぜその時点でプログラムが適切と思えないのかを説明する。休まず時間通りに参加できることがはっきりすれば，将来的に戻ってくることは歓迎すると伝える。当面の間，参加者は見学者の立場となる。参加者はグループの正式なメンバーではないが，グループを訪れることはできるし，空いているコンピュータがあれば活動することもできる。グループは，出席を約束できる人の集まりなので，見学者の立場の参加者が立ち寄る時には，部屋はコンピュータを使って活動している人でいっぱいだろう。もし参加者が学習センターにとどまりたいなら，そしてCRSが参加者の遅刻を批判せずに扱うなら，活動中の仲間を見ることは，状況を改善するためのインセンティブになるだろう。こうした参加者の中には，最終的には適切な紹介であったことが示され，出席状況が著しく改善する者

もいる。

2. 学習センターへの参加の価値を明確化する

　参加者の中には，学習センターでの活動に価値が見出せれば，出席や時間厳守について真剣な態度がとれるようになる人もいる。通常は，参加者が認知機能訓練を行い，橋渡しセッションに参加して，自身が有能な学習者であると感じるときに自然にこうした価値が見出せるものである。あるいはまた，獲得された技能がどのように雇用に役立つか，あるいは自身のリカバリーゴールの達成に役立つかを理解したときに，価値を見出す人もいるだろう。他には，重要な立場，例えば出席状況の管理，特定の認知機能訓練課題のエキスパート，橋渡し（ブリッジング）セッションのリーダー，ピア・アドバイザーなどの役割が与えられた際に学習センターの価値を見出す人がいる。役割を与えられることは，帰属意識や重要視されているといった感覚を強化し，出席率を改善させる。同様に，訓練を受ける仲間同士の組み合わせをつくると，相手に対する連帯感から出席率が改善することもある。

3. 治療チーム全体での関わり

　学習センターへあまり出席しない，時間厳守をしない参加者は，他の場面でも同様の問題を抱えていることが多い（例；精神科医やソーシャルワーカーとの予約や，就労面接）。治療チームは，この行動パターンに気づいている場合も，そうでない場合もある。チームにこの問題について気づかせることは極めて重要である。もし参加者が他の約束も守れなければ，その人は十分な治療が受けられずに病状が不安定となり，雇用の可能性を失ってしまうかもしれない。もし他のチームメンバーがこの問題に気づいていれば，スタッフ会議で参加者の行動の背景にある原因や介入の可能性について話し合いを持つことができる。さらに，治療チームの他のメンバーからも学習センターでの時間厳守と出席の重要性を強調してもらうことは，参加者の問題行動の改善をもたらす可能性がある。

4. 文化的・社会的要因

　参加者の行動を理解しようとするときや適切な行動のための介入を行うときにはいつも，その行動に文化的要因が関与している可能性を考慮することが重要である。西洋文化では時間厳守に大きな価値が置かれ，尊重されているが，すべての文化でその習慣が共有されているわけではない。何かに専念する時間をつくるという概念は，説明され，繰り返し強調されることが必要な，なじみにくい概念であるかもしれない。さらに，参加者の多くは，会社やクリニックの待合室で長時間待たされるという経験をしている。すなわち，その人達自身が，時間を重視したサービスという観点において，敬意を払われていないことになる。言い換えれば，他者が時間厳守の重要性について悪い習慣を示し，参加者は単にそこで学習した

行動をとっているだけかもしれない。

IV. 継続的なフィードバックを必要とする参加者

　もう一つの難しいタイプの参加者は，継続的なフィードバックを必要とする人物である。このタイプの参加者の対応が困難である理由は2つある。第一に，CRSが参加者からの絶え間ない承認とフィードバックの要請のためにいらいらし始めてしまうかもしれない。第二に，CRSは一度に複数の参加者に対応する必要があるのに，絶え間ないフィードバックと注意が必要な参加者だけに時間が消費されてしまうかもしれない。結果として他の参加者の要求に注意を向けることができなくなってしまうだろう。各問題の影響と解決法について，以下にその概要を示す。

1. CRSの反応

　依存的な参加者との取り組みの大きな困難の一つは，CRSに対する参加者の継続的な要求の累積効果である。治療関係における逆転移と同様に，CRSは参加者の行動によって影響されているかもしれない。この場合，CRSは参加者に不快感を持ち始めたり，参加者の予約時間を恐れてしまう危険性がある。このことに気づかなければ，CRSは依存的な参加者に他の人とは異なる対応をし，すぐカッとなったり，嫌味さえ言うようになるだろう。このタイプの参加者と取り組む「危険性」に気づくことで，CRSは自身の反応をモニターでき，参加者を否定的態度で扱うことを避けることができる。

　CRSは自身の否定的な反応を介入に結びつけるとともに，その反応を参加者の理解や，参加者と他者との関係の理解に利用することができる。もし参加者がこうした反応をCRSに引き起こしているとすれば，おそらく友人，家族，雇用主にも同様の影響を及ぼしているだろう。他者の時間と注意に持続的に負荷を与えるような継続的なフィードバックの必要性の結果，参加者がさまざまな状況（仕事や学校，家庭）で困難を引き起こしていることは，容易に理解できるだろう。この点を意識することでCRSは，参加者が目標に到達することを妨げる落とし穴，あるいは躓きにつながる障壁の一つを同定することができたわけである。これは治療の標的としなければならない。なぜなら自信が欠如していると，認知機能を発揮することはできないのだから。

　継続的なフィードバックが必要な参加者は，自己価値感や自我の強さが欠けており，結果として，外部からの継続的な称賛と保証が必要になっている。このような人は，自分の成功に気がついたり，自分自身に対する誇りを持つことができない。外部の認識をかき集めて得られる評価にのみ価値を見出すように慣らされてしまっているのである。CRSは参加者をこの外部評価への依存から徐々に離脱させ，達成課題への価値や誇りを持つことの重要性を

学習させるべきである。

　依存状態にある参加者が，自己充足感と誇りを持つ状態に向かっていく過程は緩徐なものである。もしCRSが注意を払うことをやめるのが早すぎると，参加者は自分の活動に成功を感じられず，学習センターへの参加に興味を失ったり，セッションに遅刻したり，欠席し始めたりするだろう。そうならないように治療者は，初期には参加者を称賛し，そのニーズを支援しなくてはいけない。参加者にとって学習センターが，成功し，褒められ，達成感や成果が得られる場所として定着することが，最初のうちは重要である。

　これまでのさまざまな章で示してきたように，参加者と強い関係性を確立し，快適な環境をつくることが，能動的な学習環境を確立するうえで重要である。参加者が安心し，成功体験を継続して得られることによって初めて，外部からの称賛が少なくても耐えてゆけるのである。参加者にこの問題を気づかせることで，能動性を促進する過程が始まる。「うまくできた，と普段はあまり自分で思えないようですね」，あるいは「あなたがすることを私がよく見ていることが，あなたにとってとても大切なんですね」などとCRSが言うことで，その過程を始めることができる。

　参加者がフィードバックと称賛を要求する前に，CRSが参加者に課題の進行具合を説明させることで，参加者は自分の達成してきたことを認識できるようになるだろう。例えばCRSは参加者に，どのように課題に取り組んだか，またそのやり方が良かったと思うかどうかを尋ねてみてもよい。参加者が自分自身の努力と技能水準を正確に測れるように援助する。このように言ってみてもよいかもしれない。「これはどのようにやったのですか。～をしなくてはいけなかった時に，どうしたかを教えてください。そしてそれは，うまくいきましたか。正しいやり方でやれていると，どの段階でわかりましたか。この問題を解決したときは，嬉しかったでしょうね」。これらは，学習の過程を強調する言い方であり，CRSは参加者の達成した結果よりも学習スタイルに興味を持っている，という立ち位置を取ることになる。

　参加者が自信を持ち，自分の進歩を認識するにつれて，称賛を徐々に必要としなくなり，自我と自己価値感が強化されていくだろう。もちろん，CRSが参加者を賞賛する余地は残されている。称賛は誰にとっても嬉しいものであるが，頻度が少なくても自己評価を確認する称賛であれば，唯一の評価の拠り所としての称賛よりも，より価値がある。

2. 依存的な参加者が他の参加者の時間を奪ってしまっている

　もし依存的な参加者が他の複数の参加者とともに学習センターにいるのであれば，CRSは，他の参加者に対して必要な時間と注意を向けることが難しいだろう。そのため，先に述べたように陰性転移が生じ，他の参加者もまた，自分たちの要求が満たされないことで，学習センターに対して否定的な感じを持つかもしれない。学習センターのバランスを保つこと

はCRSの責務である。この場合には，依存的な参加者に対して，CRSにとってその参加者の要求は大変重要であるが，すべての時間を割けないことを説明すべきである。すなわち，「あなたがここでとてもよい作業をしていることは知っています。でも今はXさんの抱えている問題に対処しなければなりません」などと伝える。依存的な参加者には，他の参加者にも自分と同じくらい重要な要求があることを認識してもらうことが大切である。依存的な参加者は初めのうち，これまで自分がしてきた要求を自覚していないので，CRSはこの認識を繰り返し強化しなければならない。

参加者が常時自らの要求を伝えてきて，そのことでグループの他のメンバーが邪魔されることを避けるために，非言語的な合図について話し合うことが助けになる場合がある。CRSは次のように言ってみてもよい。「私は，あなたが必要とする時に，いつでも直ちにあなたのところへ来れるわけではありません。でも私は，誰か他の人に対応している時にも，頻繁に部屋を見渡しています。私に来て欲しい時には，私の方を見て親指を上げてください。私も同じ仕草で返せば，見ていたのでできるだけ早くいきますよ，という合図です」。このような介入は，依存的な行動をあまり邪魔にならないものにする。多くの場合参加者は，あなたが反応を返すのを見て，嬉しそうに課題に戻っていく。

依存的な参加者は，橋渡し（ブリッジング）セッションの話し合いでも，問題になることがある。参加者の中には，セルフモニタリングが苦手な人がいて，意識せずに話し合いや活動を支配してしまうかもしれない。他にも，あらゆることに何かを言いたい人，コメントが衝動的に飛躍してしまう人などがいる。一方でまた，話の内容が滅裂になってしまう人，話題から脱線してしまう人，前置きが長すぎたり，時間を取りすぎたりして，周囲をイライラさせる人もいる。このような場合，CRSが介入する必要がある。一方では参加者の参加したいという気持ちを認めながら，参加者に配慮しつつ限界を設定する。

参加者と個別に問題点について話し合い，ディスカッショングループに皆と協力して参加できるようになるためのゴールを設定することは，しばしば賢いやり方である。例えば，治療者と参加者は，参加者が他の人の話を聞く必要性を思い出すために，手を使った非言語的な合図を決めておくとよいかもしれない。参加者が文章2つ分を話したら他の人の反応をみるために一旦話し終える，といった参加の方法を治療者が提案することもできる。参加者が問題解決のための具体的な手順を実行できるようになれば，行動を変容させることは一層容易となる。

V．一つの活動のみをしようとする参加者

参加者の中には，楽しみながら継続的に学習センターに参加はするが，たった一つの活動のみをしようとする人がいる。来る日も来る日も，彼らはセンターにやって来て，自分の

フォルダを手に取り，同じ認知機能訓練課題を始める。このような参加者はセッション時間中ずっと座って，誰にも構われずに一つの活動を続けるだろう。CRS が新しい活動を提案すると，礼儀正しく話を聞いたうえで，すぐに好きな活動に戻ってしまう。彼らが参加していることはよいことだが，CRS は彼らの一つの活動への極端な集中が治療的であるかを考えなくてはいけない。

　もし参加者が高いレベルの問題解決の活動，CD ベースやインターネット上の物語形式のゲーム（Carmen Sandiego, Zoombinis（ズンビーニ）など）に取り組んでいるなら，それは治療的といえる。これらの活動では課題の達成に 1 セッション分の時間を簡単に消費してしまうことに加え，課題は複数の認知機能を要求するものであるし，参加者を高いレベルを希望する者として見ることはよいことである。参加者が生産的に活動している限り，活動を進めることで得るものがあるだろう。しかし，難易度のレベルがそれ以上に上がらなくなってしまうときには，治療者は参加者に違う活動をするように働きかけるべきである。CRS は次のように言ってみてもよいかもしれない。「あなたは本当にカルメンをするのがお好きですね。ただ，いくつかのケースでは時間切れになってしまうこともありますね。もし処理速度の課題に取り組めば，カルメンを進展させるのに役立つかもしれません。素早く考えることの助けにするために，「Train of Thought（機関車ラッシュ）」をしばらくやってみることをお勧めします。やり方をお見せしますね」。

　参加者はしばしば，単純な課題を，セッションの間中ずっと繰り返したがる。不安がちであったり病前の IQ が非常に低かったりする場合は特にそうである。すぐに到達できるゴールを持った単純な課題を 10～15 分以上行うことは，通常は参加者にとって治療的ではない。彼らがそのスキルを多様な文脈の中で練習するのでなければ，達成したものが日常生活の機能的な活動に般化されることは期待できない。参加者の学習センターでの活動を構造的なものとし，彼らを導くという重要な役割が，CRS にはある。

　NEAR は可能な限り学習者が自身の学習をコントロールすることを提唱しているが，それは治療上の成果を犠牲にしてまでなされるべきことではない。CRS は次のように言うことで，参加者の活動の選択を，ある程度コントロールする必要があるかもしれない。「1 回のセッションで 2 つの活動を行うようにしてください。このリストの中から活動を 2 つ選ぶとすると，どれがよいですか。わかりました。それはこちら（初めてのもの）から始めましょう。15 分たったら，今までやっていた活動に戻ってください」。認知的柔軟性の向上を治療計画の目的の一つにするべきである。このことは，1 つのセッションで自ら進んで幾つかの活動を選択できるといったことで示される。もし認知の固さが不安の反映であるなら，自信と安全を感じることさえできれば，参加者はより冒険的な行動を示すようになるだろう。学習へのアプローチに固さがある参加者がより柔軟になるためには，時に長い時間がかかる。

VI. 欲求不満への耐性が低い参加者

　参加者が，認知機能訓練課題におけるちょっとした困難に直面して投げ出してしまうときや，橋渡し（ブリッジング）セッションにおいて他の参加者が話をしていると落ち着かなくなったりイライラするときは，欲求不満への耐性が低いことの現れかもしれない。このことには多くの理由が考えられる。治療者が最初にするべきことは，参加者の欲求不満への耐性がなぜ低いのかを同定することである。その理由には，病状が不安定であること（例えば軽躁状態や，コントロール不良のADHD症状，陽性症状の悪化，など），不安，失敗に対する敏感さの高まり，圧倒される感覚，疲労感，などが含まれる。参加者が困難への対処法を学んだことがなかったり，学習者としての自身を出来が悪いと感じており，少しでもうまくいっていないことを思い出させるものには我慢ができない，という場合もある。

　参加者の欲求不満への耐性を高めることを支援するための最初のステップは，参加者が楽しくなさそうに見えるということを，本人と共有することである。治療者は次のように言ってみるとよいかもしれない。「何かがうまくいっていないように見えます」とか，「今はこれをやりたくないみたいですね」。CRSは参加者が自らの欲求不満について説明するのを聞き，次のように同意する。「そういうこと，ありますよね。そういったことは欲求不満につながるものです」とか，「確かにそういうふうに思えることはありますね」。CRSは参加者に，ちょっと休憩するか課題を続けるか，という選択肢があることを知らせる。

　参加者が自身のコントロールを再び取り戻したら，次のステップでは参加者と一緒に，欲求不満への耐性を高めるのに役立つ計画を立てる。計画には，欲求不満になる前に課題を切り替える，立ち上がってストレッチをする，課題のレベルを変える，などがあるだろう。欲求不満への耐性が低い参加者には，セッション時間の短縮が最もよいやり方の場合もある。参加者が自信をつけ，困難に対処できるようになるにつれ，セッションの時間をゆっくりと伸ばしていくことが可能になる。

　病状が不安定であることが問題であるなら，精神科医に連絡を取って症状をマネジメントするための選択肢を話し合うことを，計画に含めるべきである。圧倒されるように感じることや疲労感が問題であるなら，CRSはよりよいペースになるようにスケジュールを設定し，主治医に連絡を取って，参加者の義務やスケジュールの全体についての見直しへの援助を求めるとよいかもしれない。これらのステップは参加者が自身の時間をよりよく管理し，学習センターでの通常のセッションへの参加がよりうまくやれそうだと感じるための助けとなるだろう。

第11章 プログラムの評価

プログラムの評価は，プログラムの安定性と健全さを保つために必須である．評価は次の2つの目的，すなわち効果のモニタリングとプログラム活動を他者に知らせるために行われる．これによって指導者と管理者は，認知矯正療法士（CRS）の活動を垣間見ることができ，プログラム全体を見渡すことができる．また，改善の必要な領域を同定できる．プログラム評価のための原則は以下の通りである．

1）プログラムがどう利用されているかを見る
2）提供されているサービスの効果を最大限にする
3）臨床サービスの質を評価し向上させる
4）プログラムの機能についての情報を他の人に提供する

Ⅰ．プログラムの利用状況を評価する

利用状況の調査は，学習センターの限られた資源をうまく利用して，より多くの参加者にサービスを届けるのに役立つ．調査は，導入された人数，実際にセッションに参加している人数など，利用状況のさまざまな側面について行われる．例えば参加者が予定されたセッションに参加していないのであれば，CRSは出席していない参加者の来所を待つことになるが，一方で学習センターに参加したくてもできない参加者もいるのである．利用状況を評価するために，治療者は四半期利用状況報告を使う（付録**様式11.1**参照）．記入例を**図13**に示す．

この書式を利用すると，重要なプログラム上の問題をいくつか検証できる．

1．新規紹介参加者数

新規紹介参加者数は，プログラム開始時が最大で，プログラムが進行するにしたがって安定状況に移行する．例えば，20名が参加しているプログラムでは，四半期ごとに6名ずつの新人が紹介されるといったペースである．もし紹介が少なくなりすぎたら，その理由を確認するべきである．学習センターとリハビリテーションプログラムのスタッフ間のコミュニケーションの改善が必要かもしれない．全体的なリハビリテーションプログラムについても，紹介件数が減少している可能性がある．もし紹介が多すぎるのであれば，紹介の仕方が

四半期利用状況のレポート		
日付：2016年1月から3月まで		
状態：_____ プログラムの第一四半期	_____ プログラム進行中	
四半期開始時人数		12
1. 新規紹介参加者数		7
2. 面接・評価した参加者の人数		7
フォローアップ率（#2／#1×100）		＝100%
3. プログラムに受け入れた人数		6
受諾率（#3／#2×100）		＝85.7%
4. 予約スケジュールの数		
a. 四半期全体		257
b. 週平均		21.4
5. 予約の欠席・キャンセル数		
a. 四半期全体		60
b. 週平均		5
6. 利用率		
a. 四半期利用率（#4a − 5a／#4a×100）		＝76.6%
b. 週間利用率（#4b − 5b／#4b×100）		＝76.6%
7. 四半期終了時の参加人数		14
8. 四半期の「離脱」者の人数		4
利用者の離脱理由		
▪ スケジュールの変更（例：曜日）		1
▪ プログラムからの離脱（例：入院，修了）		2
▪ 治療プログラムへの同意の欠如（例：不明，頻回の欠席）		1
▪ 臨床的判断（例：不適切な紹介，目標に向かって取り組む準備の欠如）		0
▪ その他		
結果：利用状況はやや改善。前回の四半期よりも欠席者が減った。		

図13　四半期利用状況のレポートの例

適切であるか否かを確認することが重要である。

2. 面接・評価した参加者の人数

　面接した参加者の人数は，いったん紹介された参加者が実際に面接・評価まで進んでいるかどうかを表す。もし紹介された人がインテーク面接に来ていなければ，その理由を調査すべきである。スケジュールの問題なのか，紹介された人自身が導入を拒否したのか。問題を同定して，次にそれを改善する手立てをとらなければいけない。

3. プログラムに受け入れた人数

プログラムに受け入れた人数は，紹介がいかに適切に行われているかの指標になる。もし紹介された人数と受け入れ人数の間に解離があれば，紹介と導入の手順の見直しと変更が必要である可能性がある。

4. 予約スケジュール数

予約スケジュール数から四半期の間に参加者に提供されたセッション数が算出される。セッション出席票を毎月使うことで（付録**様式 8.3** 参照），CRS は参加者全員にスケジュールされたセッション数を合計できる。例えば，1月に5名の参加者に9回のグループセッションが提供されたとすると，合計 45 セッションになる。もし2月に，5名の参加者に8回のグループセッション，1名の参加者に7回のグループセッションが提供されたとすると，合計 47 セッションになる。もし3月に，6名の参加者に9回のグループセッションが提供されたとすると，合計 54 セッションになる。四半期の合計は各月の合計である（つまり，45 + 47 + 54 = 146 セッション）。キャンセルは数に入れない。例えば，参加者が病院の予約のため次回のセッションを欠席すると伝えた場合，CRS はセッション数に入れない。

5. 予約の欠席・キャンセル数

参加者が予約時に現れなかった回数を示す。CRS はこのデータを調べるためにセッション出席票を使うことができる。臨床的に異なる状況のため，無断欠席と，連絡ありのキャンセルは区別するべきである。

利用率は予定されたセッションのうち出席があったものの指標である。もし利用率が低ければ，改善のための手立てをとらなければならない。利用率が 90% 以上になることは稀である。というのは，受診や移動の問題や病欠といった理由で，常にキャンセルがあるからである。もし利用率が 75% 以下の場合，プログラムの利用率を上げるための修正案を注意深く考えられなければいけない。CRS の時間を有益に利用することの大切さは言うまでもないことであり，他の参加者の予約を入れたり，いつもキャンセルする人を同定して予定を変えるための援助をすることで利用率を増大できる。

6. 参加人数

参加人数は各四半期に何人がプログラムを受けているかを示す。四半期の最初と最後に人数を記録する。

7. 脱落人数

プログラムから脱落した参加者の割合と停止の理由を見る。ポジティブ（例：修了）とネ

ガティブ（例：準備不足，決意不足）な離脱の理由を検討することで，プログラムの長所と短所，より大きなリハビリテーションという背景からプログラムがどのように機能できるかがわかる。

8. 他の利用状況に関する検証

その他サービス利用状況の検証には，サービスを利用する参加者の属性に焦点を当てる方法が考えられる。平均年齢，教育歴や職業歴はどうか？ 担当者や専門機関でよく紹介してくるのは誰か？ 男女比はどうか？ 利用者の母国語や人種はどうか？ サービスを利用する人たちの特性を理解することによって，プログラムはますます発展することだろう。

II. プログラムの質の評価

効果に関する調査の目的は，プログラムがその目的を効果的に達成しているかどうかを調べることである。認知機能は改善しているか？ 参加者は学習能力について自信を深めているか？ 参加者はプログラムにおける学習経験および一般的な学習経験に関してもポジティブな経験を得ているか？ 参加者は治療プログラム，仕事の場面や主な教育場面で，よい機能を発揮できるようになったか？ これらの質問に答えるためには，転帰測定の指標を開発あるいは決定し，定期的に使用しなければならない。主観的および客観的な転帰の指標を分けて用いることが重要である。主観的指標は参加者本人の意見を反映し，客観的指標は標準と比較した際の能力のレベルを示すものであり，両者とも意味がある。

1. 治療遵守

治療遵守は，治療が意図した通りに実践されている度合いについての継続した評価である。臨床試験では，治療遵守の評価は，介入が実行される厳密さを強める。治療遵守の尺度がプログラム評価に取り入れられていると，臨床場面での治療の有効性を支える，エビデンスに基づいた治療法の基盤がしっかりしていることが確認できる。

治療遵守の評価は客観的な測定尺度を使ってスーパーバイザーか事務職員が定期的に（例：四半期ごと）行うべきである。私たちはNeuropsychological Educational Approach to Remediation（NEAR）認知矯正療法治療遵守尺度を臨床試験や臨床実践で使えるように開発した（付録**様式** 3.1 を参照）。この尺度は特定の場にあわせて修正できるようになっている。治療遵守の評価は，セッション中の観察や評価，サービスデータの定期的な収集，スーパービジョンで治療遵守に関するデータを集めること，などによって行われる。認知矯正療法の治療遵守は多くの側面から測定することができる。

2. 治療構造とセッション構成

　治療構造とセッション構成の項目では，セッションの頻度と，各セッションの長さを測定する。このような側面は，認知矯正療法の手法によっても異なるかもしれないが，NEAR は少なくても週2回セッションがあり，欠席した参加者には補講を設けることになっている。プログラムのスケジュールにより各セッションの長さは異なり（45分〜120分），尺度は状況に応じて改変できる。しかし，セッション構成，コンピュータを使った学習活動，言語セッションは NEAR の理論と実践における中核である。

3. グループ構成

　グループ構成は，学習センターでの学習環境の規律を維持するものである。グループ構成では，集団の状況，新規参加者の導入が常時あるか，認知機能学習のための空間と時間がセッション中の他者の出入りを制限することで守られているか，などの点が確認される。認知矯正療法に参加していない人で，コンピュータやスペースの使用を希望する人は，セッション外の時間に再度来るように指示されるべきである。

4. 治療者の能力

　NEAR は訓練され，自立した治療者によって実践されるべきである。セッション活動のガイドとなるソフトウェアや言語グループのマニュアルは，いつでも利用できるようにしておくべきである。

5. コンピュータで実施する学習活動

　参加者がコンピュータで実施する学習活動はどのようなものか。予定のセッション時間内に参加者が適切な認知機能訓練課題を実施しているはずである。Brain HQ，Lumosity，Scientific Brain Training Pro のようなインターネット上の認知機能訓練課題を使用していれば，セッション活動を遠隔で見ることができる。この項目では，参加者がコンピュータセッションを準備し，進めるために妨害のない環境を保障するのに，CRS がどの程度関わっているかを評価する。例えば，参加者が学習活動に集中できるようにヘッドフォンが提供されているだろうか？　学習活動が妨げられたり，活動の質が低下することを防止するために携帯電話や他の電子機器の電源は切られ，片付けられているだろうか？

6. 橋渡し（ブリッジング）グループ

　第9章で橋渡しの概念について論じ，橋渡しグループの例を示している。この項目では，橋渡しの大切な要点を評価している。

7. 学習の文脈

参加者がポジティブに，内発的に動機づけられる学習環境をつくるための枠組みが，NEAR の理論的な原則に示されている。この項目では個人の自立を支え，セッション内での活動と個人目標を関連付けることでリカバリー志向を強める NEAR の実践を評価している。

8. 認知機能の改善

認知機能の改善を測定するため，治療前と，治療開始から一定期間の後か一定のセッション数の後に，認知機能が測定される。再検査は期間であれば4カ月後，セッション数であれば30セッション後などに実施されることが多いが，単なる目安である。

検査を選ぶときには，治療で標的とした認知機能を測定していることが重要である。MCCB や BACS（第5章参照）では，学習センターの参加者の最も典型的な治療標的である，統合失調症とその関連疾患を特徴づける認知機能の障害を評価できる。個々の治療目的に対する効果や，プログラム全体の治療効果を測定するさまざまな尺度や検査バッテリーについては，第5章で議論している。

取り組んでいる認知機能訓練課題の難易度の変化についてデータを集めることで，参加者の進捗状況を測定することができる。インターネット上のプログラムには，このようなデータをまとめてグラフ化した結果を出すものがある。その結果から参加者が特定の認知機能訓練課題で上達したかどうかは示されるが，そのような改善が他の訓練課題に般化されたかどうかは示されない。

9. 自信の改善

自尊心や自己効力感の尺度がある。例えば，ローゼンバーグ自尊心尺度（Rosenberg, 1965）は10項目尺度で，全体的な自己価値，自身についてのポジティブとネガティブな感情を測定する。サンプル項目として，「全体的に，わたしは自分に満足している」「わたしは誇りに思えることが少ない」がある。Perceived Competence Scale（Williams & Deci, 1996）は4項目の短い尺度であり，学習状況での自信を測定するのに使われる。尺度からの項目例として「これらの課題をうまくやり遂げるという困難を乗り越えることができたと感じた」がある。NEAR は学習に関する自尊心を直接の標的にしている。その他の領域での機能の改善は効果が般化したことを示すものである。

10. 学習センターでの経験についての参加者の態度

学習センターでの参加者の経験は，参加者満足度調査（付録**様式 11.2** 参照）で測定することができる。セッションの頻度，コンピュータで課題を実施した経験，用意してある学習

活動，参加者が援助を受けていると感じられたか，などサービスの多様な面についての満足度を調べるのは有用である。

11．学習センターでの経験は，生活の他の領域における機能改善に般化されたか

　学習センターでの経験が生活の他の領域においてよりよく機能する援助になっているかを決めるために，主観的な尺度と客観的な尺度が組み合わせて用いられる。スーパーバイザー，ケースワーカー，親族，および参加者本人の視点からの意見について尋ねることで機能的能力を評価することができる。就労訓練，就職，就学に進んだ参加者の数も測定可能な指標である。

　評価は，参加者がインテークで示し，学習経験の中で参照してきた目標を反映するべきである。目標が復学であれば，成功はその目標に関連した進歩で測定される。

　学習センターの外の多くの要因が，機能の改善に影響を与える。最終目標が達成されるには，認知矯正療法のセッション期間より長い時間を要する。この理由から，機能的能力という観点は，最終目標の達成について予備的な情報を与え，客観的な尺度を補完するといえる。機能を測定する際には，進歩がよくわかるように大目標を小目標に分割するとよい。例えば，買い物旅行を計画や実践したり，公共交通機関を一人で利用することは，賞賛に値する目標であり，なおかつ独居の生活を達成するよりは，治療期間中に実現しやすい目標である。

Ⅲ．プログラム評価の結果をサービス向上に役立てる

　プログラムの評価が終わったら，結果を分析し，プログラムがどのように向上できるかを検討するために批判的に吟味する。もし参加者が不満足だと報告していれば，理由が調査されるべきである。もし認知機能が改善していなければ，異なるテクニックや学習活動を試す必要があるかもしれない。

　参加者の変化を尺度や検査で測定することは難しいため，結果の測定は容易ではない。そのため評価が正しいことを測定しているかを確かめるのは大切なことである。うまくいけば，プログラムの評価はサービスの継続的な改善を可能にする。このことからプログラムの評価は，学習センターの継続的な機能の重要な側面である。

付録　資料と配付物

第 3 章
- **様式 3.1**　NEAR 認知矯正療法治療遵守尺度
- **様式 3.2**　紹介状

第 4 章
- **様式 4.1**　コンピュータで実施する認知機能訓練課題の分析
- **様式 4.2**　ソフトウェアとインターネット上のリソース

第 5 章
- **様式 5.1**　認知矯正療法のための評価と治療計画
- **様式 5.2**　認知機能障害に関する自己評価

第 8 章
- **様式 8.1**　使い方を教わった認知機能訓練課題
- **様式 8.2**　個人セッション記録
- **様式 8.3**　セッション出席票

第 9 章
- **様式 9.1**　橋渡し（ブリッジング）セッション　注意を改善するための方略
- **様式 9.2**　橋渡し（ブリッジング）セッション　よく聞いて！
- **様式 9.3**　橋渡し（ブリッジング）セッション　会話に注意を払う

第 11 章
- **様式 11.1**　四半期利用状況のレポート
- **様式 11.2**　参加者満足度調査

様式 3.1　NEAR 認知矯正療法治療遵守尺度

情報源：_____観察　_____カルテ　_____セッション記録

自施設の認知矯正療法の状況に最もよくあてはまるところに印をつけてください　　もっともあてはまる点

1. **セッション構造と流れの整理**
   - ✓ 週2回セッションがあり，ない場合は替わりの時間がある
   - ✓ 1セッションは60分である
   - ✓ コンピュータ課題を45分している
   - ✓ 橋渡し（ブリッジング）を15分している

   □ □ □ □ □
   0　1　2　3　4

2. **グループ構成**
   - ✓ グループ参加者は2～8名である
   - ✓ 新たな参加者導入は欠員があればなされる
   - ✓ セッションを通して治療者が在席する
   - ✓ 治療者とグループの参加者だけがいる

   □ □ □ □ □
   0　1　2　3　4

3. **治療者能力**
   - ✓ 治療者は認知矯正療法の訓練を受けた
   - ✓ 治療者は精神医療に関連した修士レベルの教育を受けた
   - ✓ 治療者は自立して働いている
   - ✓ 治療者はプログラム（例：ソフトウェア，橋渡しグループ）のマニュアルを閲覧できる

   □ □ □ □ □
   0　1　2　3　4

4. **コンピュータによる学習活動**
   - ✓ 参加者は2～4個の異なる認知機能訓練課題をする
   - ✓ 参加者は異なる認知機能に焦点化した課題をする
   - ✓ 治療者は準備や学習活動についての質問に答えるためにいる
   - ✓ 部屋には気が散る原因になるものはない

   □ □ □ □ □
   0　1　2　3　4

5. **橋渡し（ブリッジング）グループ**
   - ✓ 認知機能が同定されるか議論される
   - ✓ 認知機能がコンピュータでの活動に関連付けられる
   - ✓ 認知機能と日常生活機能が明確に関連付けられる
   - ✓ 議論への参加が勧められるが強制はされない

   □ □ □ □ □
   0　1　2　3　4

6. **学習環境**
   - ✓ 各参加者が学習活動のためのフォルダを持っている
   - ✓ 治療者は自律性を促すような言葉遣いでガイドしたりフィードバックを与え，コントロールするような言葉は使われない
   - ✓ 認知矯正療法の必要性に関連した各参加者用のリハビリテーション目標がある
   - ✓ リハビリテーション目標に関連付けてセッション参加が議論される

   □ □ □ □ □
   0　1　2　3　4

治療遵守スコア（項目1から6までを合計し，6で割る） _____

様式 3.2　紹介状

記入日：＿＿＿＿＿＿＿＿＿＿＿＿

第Ⅰ部：参加者情報

氏名 ＿＿＿＿＿＿＿＿＿＿＿＿＿＿＿＿＿＿＿＿＿　　性別 ＿＿＿＿＿＿＿＿＿＿

生年月日 ＿＿＿＿＿＿＿＿＿＿＿＿＿＿＿＿＿＿　　年齢 ＿＿＿＿＿＿＿＿＿＿

主な診断 ＿＿＿＿＿＿＿＿＿＿＿＿＿＿＿＿＿＿＿＿＿＿＿＿＿＿＿＿＿＿＿

追加診断　認知機能に関連したすべての精神疾患と他の疾患の診断を書いてください
＿＿＿＿＿＿＿＿＿＿＿＿＿＿＿＿＿＿＿＿＿＿＿＿＿＿＿＿＿＿＿＿＿＿＿

現在の薬　精神疾患や他の薬物処方，市販薬物，ハーブなどのサプリメントも書いてください
＿＿＿＿＿＿＿＿＿＿＿＿＿＿＿＿＿＿＿＿＿＿＿＿＿＿＿＿＿＿＿＿＿＿＿

都合のつく日　　　　□ 月曜　　□ 火曜　　□ 水曜　　□ 木曜　　□ 金曜

適応基準
- 知的障害の既往歴がない　　　□ はい（適応）　　□ いいえ（不適応）
- 小学4年生のレベルで読解する　□ はい（適応）　　□ いいえ（不適応）
- 現在認知的な問題がある　　　□ はい（適応）　　□ いいえ（不適応）

主なリカバリー目標　□ 職業　□ 教育　□ 自立生活　□ 社会性　□ 症状管理
　　　　　　　　　　　　□ その他

第Ⅱ部：紹介内容

紹介者 ＿＿＿＿＿＿＿＿＿＿＿＿＿＿＿＿＿＿＿＿＿＿＿＿＿＿

紹介理由
過去2〜3カ月の臨床的観察やその他の情報に基づき，該当するものをすべてチェックしてください
- □ 聞いたり注意を払うのが困難である
- □ 目前の作業に取り組むのが困難である
- □ 情報を素速く処理するのが困難である
- □ ものごとを始めるのが困難である
- □ 一定の時間，注意を維持するのが困難である
- □ ものごとを終えるのが困難である
- □ 複数のことを同時に行うのが困難である
- □ 体系化が困難である
- □ 問題の解決を考えるのが困難である
- □ 情報（例：名前，道順，約束）を思い出すのが困難である
- □ ものごとをするつもりでいるが忘れることがよくある（例：予約，買い物）
- □ 24時間以内に言ったこと，したこと，読んだ内容を忘れやすい
- □ 貴重品（例：鍵，お金，ID）の置き場所を思い出すのが困難である
- □ その他

参加者の長所：該当するものをすべてチェックしてください
- □ 社会的に適切な行動
- □ 学習への動機
- □ 認知的な必要性についての洞察
- □ 5年以内に就労していた
- □ 学習が楽しい
- □ その他

様式 4.1　コンピュータで実施する認知機能訓練課題の分析

会社名とソフトウェア名 _____

課題名 _____

活動内容 _____

必要な読解力 _____

課題に必要な読み取り能力は参加者にとって問題となるか？　☐ はい　　☐ いいえ

他の必須スキル　☐ ほとんどない　　☐ 中程度　　☐ コンピュータ操作に慣れていることが必要

認知機能障害
- ☐ 作業記憶
- ☐ 言語記憶
- ☐ 視覚記憶
- ☐ 問題解決（明確な目標と手順が示されている）
- ☐ 論理的思考，カテゴリー化
- ☐ 処理速度
- ☐ 柔軟性
- ☐ 同時処理
- ☐ 計画，優先順位，体系化

課題の適応性（難易度の連続性）
- ☐ 少ない（課題の難易度範囲は狭い）
- ☐ 適切
- ☐ 個人の課題パフォーマンスにより難易度が調整される

課題の進捗速度を調整できる　　☐ はい　☐ いいえ
ヒントがある　　☐ はい　☐ いいえ
フィードバック　　☐ 肯定的　☐ 否定的　☐ なし

マルチメディア
カラフルな画像　　☐ はい　☐ いいえ
実生活での活動に文脈化されている　☐ はい　☐ いいえ
音声　　☐ はい　☐ いいえ
視覚的に興味深い背景　　☐ はい　☐ いいえ

治療者介入
治療者が難易度を設定できるか？　　☐ はい　☐ いいえ
治療者が課題の他の部分を調整できるか？　☐ はい　☐ いいえ
時間が測定されているか？　　☐ はい　☐ いいえ
時間測定は使用／不使用を選ぶことができるか？　☐ はい　☐ いいえ　☐ 該当しない

課題目標
具体的　☐ はい　☐ いいえ
複雑　☐ はい　☐ いいえ
近接　☐ はい　☐ いいえ
遠隔　☐ はい　☐ いいえ

全体的な長所と短所
興味深く，楽しく，強化されるような内容か？　☐ はい　☐ いいえ
詳細 _____
日常生活への有用性は明確か？　☐ はい　☐ いいえ
課題は，リカバリー志向の目標達成にどのように役立つか？
_____

様式 4.2　ソフトウェアとインターネット上のリソース

Math Arena

Grammar for the Real World

Math for the Real World

Cross Country USA

Zoombinis Mountain Rescue

Zoombinis Logical Journey

Zoombinis Island Odyssey

Oregon Trail

The Factory Deluxe

Hot Dog Stand：The Works

How the West was 1 + 3 × 4

Puzzle Tanks

Thinkin' Things Collections 1，2，3

Where in the USA is Carmen Sandiego?

Where in the World is Carmen Sandiego?

Spell it Deluxe（Leap to Complete）

Super Solvers Mission Think

Crazy Machines

Mind Benders

Visual Mind Benders

Concert Tour Promoter

様式 5.1　認知矯正療法のための評価と治療計画

氏名	_____	年齢	_____
住所	_____	生年月日	_____
		電話番号	_____

第Ⅰ部：教育歴の要約

最終学歴 _____

学校で得意な教科 _____

学校で不得意な教科 _____

学習障害と，その内容について
_____

特殊学級に在席した場合，いつどこで
_____

学習経験／教育歴
_____

学習スタイル　　_____ 聴覚的　　_____ 視覚的　　_____ 多覚的
　　　　　　　　　_____ 独立的　　_____ 依存的
　　　　　　　　　_____ 着座　　　_____ 多動
　　　　　　　　　_____ 朝型　　　_____ 昼型　　　_____ 夜型

学習スタイルに関する付加情報 _____

コンピュータに対する慣れ（1つにチェック）
　_____ 大変慣れている　　_____ いくらか慣れている　　_____ 慣れていない

第Ⅱ部：職業歴の要約

現在の職業 _____

職場　　雇用雇間 _____

　　　　　肩書き _____

　　　　　勤務時間 _____

　　　　　職業歴（肩書き，職場での成功や失敗）
　　　　　_____

問題領域　_____ 課題を始める　　　　　_____ 課題を終了する
　　　　　　_____ 指示に従える　　　　　_____ 時間を厳守する
　　　　　　_____ 出勤　　　　　　　　　_____ 体系化
　　　　　　_____ 独立して仕事ができる　_____ 社会性──同僚や上司とうまくやる
　　　　　　_____ その他

職業上の目標
_____

様式 5.1　認知矯正療法のための評価と治療計画（つづき）

第Ⅲ部：情報の評価

認知機能の評価（参加者，紹介された人から）：参加者の主要な弱点領域

_____注意を払う　　_____計画立案技能　　_____記憶

_____体系化する　　_____自分に対する自信　_____時間管理

_____自己表現　　　_____学問的技能　　　_____その他

_____自立生活管理技能

第Ⅳ部：認知機能と到達目標

プログラムの主要な目標　　_____職業　　_____社会性

　　　　　　　　　　　　　　_____教育　　_____日常生活

目標となる認知機能　　　　**教育用ソフトウェア**

_____注意　　　　　　　　　ソフトウェア _____
　　　　　　　　　　　　　　　　　　　　 _____

_____問題解決　　　　　　　ソフトウェア _____
　　　　　　　　　　　　　　　　　　　　 _____

_____記憶　　　　　　　　　ソフトウェア _____
　　　　　　　　　　　　　　　　　　　　 _____

_____セルフモニタリング　　ソフトウェア _____
　　　　　　　　　　　　　　　　　　　　 _____

学習スタイル

導入を促進する

介入法 _____

関心を促進する

介入法 _____

自立を促進する

介入法 _____

セッションスケジュール案（日時）

_____

記入者 _____　　**日付** _____

様式 5.2　認知機能障害に関する自己評価

自己評価に以下のスケールを用いてください

スケール　0 ＝ない
　　　　　1 ＝まれ
　　　　　2 ＝たまに
　　　　　3 ＝しばしば
　　　　　4 ＝ほとんど
　　　　　5 ＝いつも

答えに○をつけてください

1. しなくてはいけない課題に集中するのが難しい

　　　　0　　　　1　　　　2　　　　3　　　　4　　　　5

2. 見たり聞いたりすることに注意を払うのが難しい

　　　　0　　　　1　　　　2　　　　3　　　　4　　　　5

3. 人に言ったことや，自分がしないといけないことを思い出すのが難しい

　　　　0　　　　1　　　　2　　　　3　　　　4　　　　5

4. するべきことがあるとき，時々どこから始めたらよいかわからない

　　　　0　　　　1　　　　2　　　　3　　　　4　　　　5

5. 始めたことを終わらせることが難しい

　　　　0　　　　1　　　　2　　　　3　　　　4　　　　5

6. 問題を解決するための方法を考えることが難しい

　　　　0　　　　1　　　　2　　　　3　　　　4　　　　5

以下の 4 つの問題リストを下記にてランク付けしてください

　#1　最も優先して取り組みたい問題領域
　#2　2 番目に優先して取り組みたい問題領域
　#3 & #4　上記より下の優先順位の問題領域

　_____注意

　_____記憶

　_____体系化

　_____問題解決

様式 8.1　使い方を教わった認知機能訓練課題

使い方を教わった認知機能訓練課題	訓練した認知機能 (例：注意，記憶，問題解決)	日常生活上の目標にどのように役立つか？ (例：仕事，対人関係，余暇，家事)
SBTP, Brain-HQ, Lumosity, Other		
SBTP, Brain-HQ, Lumosity, Other		
SBTP, Brain-HQ, Lumosity, Other		
SBTP, Brain-HQ, Lumosity, Other		

認知機能の例：問題解決，注意，柔軟性，言語記憶，処理速度，作業記憶

氏名：＿＿＿＿＿＿＿＿＿

様式 8.2　個人セッション記録

セッション番号	日付	認知機能訓練課題		課題レベル	コンピュータ番号
		課題名	ソフトウェア名		
例1	2018/2	落ち葉フロー	Lumosity	4	2

様式 8.3　セッション出席票

セッション出席票　　月：

氏名		月	火	水	木	金	土	日
1	参加者名	✓	欠席	✓				
2		✓	✓	キャンセル				
3								
4								
5								
6								
7								
8								
9								
10								
11								
12								

新規参加者数：
参加者名：

再参加者数：
参加者名：

中止参加者数：
参加者名：

様式 9.1　橋渡し（ブリッジング）セッション：注意を改善するための方略

グループ・セッションの目標：セッション内外で注意を助ける方略を同定する

臨床上の目標：複雑な課題をする間，方略によりどのように注意をしたり，注意維持が助けられるかを話し合いなさい。同じ方略が実生活場面でどのように使われるか同定しなさい。

資料：配付資料：注意を改善するための方略

導入：「今日は注意を改善するための方略について話し合います。方略を使って何かに注意することが助けられたり，邪魔なものを注意からはずしたり，一定の時間課題に注意を保つことができます」

話し合いの進め方：「注意を助けるため，皆さんが使ったことがあるかもしれない方略についてよく考えてみましょう。今日のコンピュータセッションの中でこれらの方略を使った人がいるかみてみましょう」
資料を音読してもよいと言うボランティアを求め，参加者が方略を同定するのを助けてください。方略と定義を以下に示します。

- **情報の減少**：たくさん情報があって困るときに，刺激を部分的に隠す
    - 重要な情報に注意を向けるのを助け，情報過多を防ぐ
- **言語化**：課題の項目や手順を言う
    - 声に出して言うことで見失うものがないように，すべての詳細な点に注意できる
- **指さしやタッチ**：自分が読んでいる情報に指や，鉛筆や，マウスで触れる
    - 注意を増すために特定の情報に下線を引く
- **感覚の減少**：課題に無関係な聴覚的あるいは視覚的妨害刺激を削除する
    - 妨害刺激を削除し，重要な情報を聞くためヘッドフォンを使う
    - 注意するために視覚的な妨害刺激（例：廊下，窓）から離れて座る
- **注意のための休憩**：疲れを減らすために短い休憩をとる
    - のびをしたり，飲み物を飲んだり，短い散歩をする
    - 注意が長時間維持される
- **メモを取る**：課題に注意を保つため聞いたり読んだりするときメモをとる
    - ぼうっとして他のことを考えるのを防ぎ，積極的に課題に取り組むことができる

これらの情報処理方略について考えた後で，以下の質問をしてください。
- 「これらの方略をコンピュータ課題や話し合いで使う人はいますか」
- 「学校や仕事や家のような他の場所でこれらの方略を使いますか」

まとめ：これらの方略により注意が助けられ，注意を長い間維持できる。よりよく注意できるとき，重要な課題を達成するために情報を取り入れて使うことができる。

様式9.2　橋渡し（ブリッジング）セッション：よく聞いて！

グループ・セッションの目標：聞いた話題に関する質問に答えるために参加者の記憶力を試す

臨床上の目標：各参加者に自身の聴覚処理に精通してもらい，実生活の場面で使ってもらう

資料：ウェブサイト（www.storycorps.org）とコンピュータのスピーカーに接続する。このウェブサイト上にはたくさんの動画が有るが，グループ・セッションに用いる前に選別するとよい。なぜなら話し合いを盛り上げる動画もあれば，そうでないものもあるからである。

導入：「今日は，みなさんの聴覚処理に取り組んで，実生活の場面で使ってみましょう。このために，ウェブサイト上に投稿された動画を聞いてみることにします」

「聞いている間，細かい部分と要点の両方を聞くのが役に立ちます。ところで，要点は何でしょう」

（この例を示して，要点がどのような意味なのかを話し合います）

「例えば私があなた方に，『公園に散歩に出かけたら，今にも嵐が来そうだった。雨が降るか心配だったから，早く歩いた。幸い，バス停についたら，強い雨が降り始めた』と話したとします。この話の要点は何でしょう」

話し合いの進め方
- 「話の要点は何でしたか」
- 「話には誰が関係していましたか」
- 「どこで，またはいつ，この話は起こりましたか」
- 「この課題ではどのような認知機能を使いましたか」
- 「どのコンピュータ課題が，話を聞いたり思い出したりしやすくしてくれますか」

これらは聴覚注意と記憶を助けるコンピュータ課題の例です。
- Syllable Stacks（シラブルスタック）（Brain HQ）
- Mixed Signals（ミックス・シグナル）（Brain HQ）
- To-Do List Training（トゥ・ドゥ・リスト・トレーニング）（Brain HQ）
- You've Got Voicemail（SBTP）
- Frippletration（Thinkin' Things）

まとめ：聴覚能力とリカバリー目標を結び付けましょう（例：もし社交性向上が目標であるならば，友人の話を聞く；上司の話を聞く，教師の話を聞く）

様式 9.3　橋渡し（ブリッジング）セッション：会話に注意を払う

グループ・セッションの目標：会話の最中に集中するための，よりよい方法を身につける

臨床上の目標：会話の最中に注意を払い続けるためのスキルを 2 つ紹介する。話題から脱線しないようにする方法と，何について話しているかわからなかったときにすべきこと

導入：「今日も，誰かが話している時に集中力を保つための，さまざまな方法について話し合うことにします。私たちが練習した方略は気を散らすものを減らす，視線を合わせる，話したことを復唱する，質問をする，です」

話し合いの進め方：「今までに話し合った方略に加えて，今日は，どのようにすれば話題から脱線せずに済むのかということと，何について話しているかがわからなかったときにどうすればよいか，ということについて話し合いたいと思います」

以下の質問をし，その後に挙げられている各点について言及しているか確認してください。

- 脱線しないために重要なことは何でしょう？
    - 話題が何かを把握する
    - 何についての話かわからなければ質問する
    - 話題に関連する内容を話すことを思い出す
- 何について話しているかわからなかったときにどうしますか？
    - 相手に自分が混乱していて，何を言われたか理解できなかったと伝える
    - 相手に話したことを繰り返してもらうか説明してもらうよう頼む
    - 相手にゆっくり話すか，大きな声で話すか，別の方法で説明してもらうよう頼む
    - まだ理解できないときはさらに質問する
    - 脱線していないことを確かめるために，相手が話した言葉を言い換えて言う

「練習をしましょう」

2 名のボランティアを募って以下のサンプルシナリオを使ってロールプレイをしてください。あるいは，1 名の参加者と話題から脱線しない手順のロールプレイをしてから，別の話題でロールプレイを練習するボランティアを募ってください。

以下は話題から脱線しない練習をするためのサンプルシナリオです。

- 友人が自分が見た映画の話をする
- ルームメイトがあなたの部屋を新しい色に塗り替えることについて話す
- 主治医が健康的な食事をするよう話す
- 友人が自分の新しいコンピュータの話をする
- 精神科医があなたに試して欲しい新たな薬があると言う
- 待合室の参加者が飼い犬がねずみを追っかけていたという面白い話をする

様式 9.3　橋渡し（ブリッジング）セッション：会話に注意を払う（つづき）

以下は何について話しているかがわからなかったときにどうすればよいかを練習するためのサンプルシナリオです。

- 町に行く道順を尋ねたが，相手がとても早口だったのでよく理解できなかった
- 主治医が新たな薬を処方し，どのような機序で気分がよくなるかを説明したが，あなたははっきりとは理解していない
- スーパーの女性はお茶がどこにあるのか教えてくれたが，なまりが強く早口なので，何を言っているかわからなかった
- 先生が面接スキルを改善する方法について講義しているが，理解できない用語を使っている

まとめ：これらのスキルを練習すれば，他の人が話しているときに注意を払うのが容易になります。

様式 11.1　四半期利用状況のレポート

日付：_____年____月　から____月まで

状態：_____ プログラムの第一四半期　　　_____プログラム進行中

四半期開始時人数：_____

1. 新規紹介参加者数　　　　　　　　　　　　　　　_____

2. 面接・評価した参加者の人数　　　　　　　　　　_____

    フォローアップ率（#2／#1 × 100）　　　　　　=_____%

3. プログラムに受け入れた人数　　　　　　　　　　_____

    受諾率（#3／#2 × 100）　　　　　　　　　　　=_____%

4. 予約スケジュールの数

    a. 四半期全体　　　　　　　　　　　　　　　　_____

    b. 週平均　　　　　　　　　　　　　　　　　　_____

5. 予約の欠席・キャンセル数

    a. 四半期全体　　　　　　　　　　　　　　　　_____

    b. 週平均　　　　　　　　　　　　　　　　　　_____

6. 利用率

    a. 四半期利用率（#4a－5a／#4a × 100）　　　　=_____%

    b. 週間利用率（#4b－5b／#4b × 100）　　　　　=_____%

7. 四半期終了時の参加人数　　　　　　　　　　　　_____

8. 四半期の「離脱」者の人数　　　　　　　　　　　_____

    利用者の離脱理由

    - スケジュールの変更（例：曜日）　　　　　　　_____

    - プログラムからの離脱（例：入院，修了）　　　_____

    - 治療プログラムへの同意の欠如（例：不明，頻回の欠席）　_____

    - 臨床的判断（例：不適切な紹介，目標に向かって取り組む準備の欠如）　_____

    - その他　　　　　　　　　　　　　　　　　　　_____

結果：

様式11.2　参加者満足度調査

認知矯正療法プログラムをよりよくするために以下の質問に答えてください。プログラムへの肯定的な意見，否定的な意見，いずれでもかまいません。皆さんの正直な意見をお教えください。すべての質問に答えてください。ご協力に感謝します。

当てはまるものに○をつけてください。
認知矯正療法への参加はどうでしたか？
　　　　4　とてもよい
　　　　3　よい
　　　　2　普通
　　　　1　悪い

認知矯正療法へ参加することで，注意を払ったり，情報を素早く取り入れたり，物事を思い出したり，問題を解決することが改善しましたか？
　　　　4　はっきり改善したと思う
　　　　3　改善したと思う
　　　　2　改善したとは思わない
　　　　1　全く改善していない

認知矯正療法への参加が，自分の問題（例：学校で，職場で，家庭で，対人場面で）により効果的に対処することに役立ちましたか？
　　　　4　大変役立った
　　　　3　ある程度役立った
　　　　2　あまり役立たなかった
　　　　1　かえって状況が悪くなった

その他のフィードバック

認知矯正療法についてのコメント

認知矯正療法をよりよくするための提案

文献

Anthony, W. A., Cohen, M. R., Farkas, M. D., & Gagne, C. (2002). *Psychiatric rehabilitation* (2nd ed.). Boston, MA: Boston University, Center for Psychiatric Rehabilitation.

Bark, N., Revheim, N., Huq, F., Khalderov, V., Ganz, Z. W., & Medalia, A. (2003). The impact of cognitive remediation on psychiatric symptoms of schizophrenia. *Schizophrenia Research, 63*, 229–235.

Birchwood, M., Smith, J., Cochrane, R., Wetton, S., & Copestake S. (1990). The Social Functioning Scale. The development and validation of a new scale of social adjustment for use in family intervention programmes with schizophrenic patients. *British Journal of Psychiatry, 157*, 853–859.

Bora, E., & Murray, R. M. (2014). Meta-analysis of cognitive deficits in ultrahigh risk to psychosis and first-episode psychosis: do the cognitive deficits progress over, or after, the onset of psychosis? *Schizophrenia Bulletin, 40*(4), 744–755.

Bowie, C. R., McGurk, S. R., Mausback, B., Patterson, T. L., & Harvey, P. D. (2012). Combined cognitive remediation and functional skills training for schizophrenia: Effects on cognition, functional competence, and real-world behavior. *American Journal of Psychiatry, 169*(7), 710–718.

Bowie, C. R., Grossman, M., Gupta, M., Oyewumi, L. K., & Harvey P. D. (2014). Cognitive remediation in schizophrenia: Efficacy and effectiveness in patients with early versus long-term course of illness. *Early Intervention in Psychiatry, 8*, 32–38.

Bowie, C. R., Leung, W. W., Reichenberg, A., McClure, M. M., Patterson, T. L., Heaton, R. K., & Harvey, P. D. (2008). Predicting schizophrenia patients' real-world behavior with specific neuropsychological and functional capacity measures. *Biological Psychiatry, 63*(5), 505–511.

Choi J., Fiszdon, J. M., & Medalia, A. (2010). Expectancy-value theory in persistence of learning effects in schizophrenia: Role of task value and perceived competency *Schizophrenia Bulletin, 36*, 957–965.

Choi, J., & Medalia, A. (2005). Factors associated with a positive response to cognitive remediation in a community psychiatric sample. *Psychiatric Services, 56*, 602–604.

Choi, J., & Medalia, A. (2010). Intrinsic motivation and learning in a schizophrenia spectrum sample. *Schizophrenia Research, 118*, 12–19.

Cordova, D. I., & Lepper, M. R. (1996). Intrinsic motivation and the process of learning: Beneficial effects of contextualization, personalization, and choice. *Journal of Educational Psychology, 88*, 715–730.

Eccles, J. S., & Wigfield, A. (2002). Motivational beliefs, values, and goals. *Annual Review of Psychology, 53*, 109–132.

Eack, S. M., Hogarty, G. E., Cho, R. Y., Prasad, K. M., Greenwald, D. P., Hogarty, S. S., & Keshavan, M. S. (2010). Neuroprotective effects of cognitive enhancement therapy against gray matter loss in early schizophrenia: Results from a 2-year randomized controlled trial. *Archives of General Psychiatry, 67*, 674–682.

Graesser, A. C., Jeon, M., & Dufty, D. (2008). Agent technologies designed to facilitate interactive knowledge construction. *Discourse Processes, 45*, 298–322.

Green, M.F. (2016). Impact of cognitive and social cognitive impairment on functional outcomes in patients with schizophrenia. *Journal of Clinical Psychiatry, 77*(Suppl 2), 8–11.

Green, M. F., Schooler, N. R., Kern, R. S., Frese, F. J., Granberry, W., Harvey, P. D . . . .& Marder, S. R. (2011). Evaluation of functionally meaningful measures for clinical trials of cognitive enhancement in schizophrenia. *The American Journal of Psychiatry, 168*, 400–407.

Griffin, S. L., Mindt, M. R., Rankin, E. J., Ritchie, A. J., & Scott, J. G. (2002). Estimating premorbid intelligence: Comparison of traditional and contemporary methods across the intelligence continuum. *Archives of Clinical Neuropsychology, 17*(5), 497–507.

Golden, C. J. (1978). A manual for the clinical and experimental use of the stroop color and word test. Chicago, IL: Stoelting.

Harvey, P. D., Heaton, R. K., Carpenter, W. T., Green, M. F., Gold, J. M., & Schoenbaum, M. (2012). Functional impairment in people with schizophrenia: Focus on employability and eligibility for disability compensation. *Schizophrenia Research, 140*(1-3), 1–8.

Harvey, P. D., Stone, L. Lowenstein, D., Czaja, S. J., Heaton, R. K., Twamley, E. W., & Patterson, T. L. (2013). The convergence between self-reports and observer ratings of financial skills and direct assessment of financial capabilities in patients with schizophrenia: More detail is not always better. *Schizophrenia Research, 147*, 86–90.

Harvey, P. D., & Keefe, R. S. (2016). Assessment as it relates to functional goals. In A. Medalia & C.R. Bowie (Eds.), *Cognitive remediation to improve functional outcomes*. New York, NY: Oxford University Press.

Heaton, R. K. (1981). *A manual for the Wisconsin Card Sorting Test*. Odessa, FL: Psychological Assessment Resources.

Holdnack, H. A. (2001). *Wechsler Test of Adult Reading: WTAR*. San Antonio, TX: The Psychological Corporation.

Hooker, C. I., Bruce, L., Fisher, M., Verosky, S. C., Miyakawa, A., &

Vinogradov, S. (2012). Neural activity during emotion recognition after combined cognitive plus social cognitive training in schizophrenia. *Schizophrenia Research*, 139(1–3), 53–59.

Ikezawa, S., Mogami, T., Hayami, Y., Sato, I., Kato, T., Kimura, I., . . . & Nakagome K. (2011). The pilot study of a Neuropsychological Educational Approach to Cognitive Remediation for patients with schizophrenia in Japan. *Psychiatry Research, 195*(3), 107–110.

Jones, B. D. (2009). Motivating students to engage in learning: The MUSIC model of academic motivation. *International Journal of Teaching and Learning in Higher Education, 21*(2), 272–285.

Keefe, R. S., & Harvey, P. D. (2012). Cognitive impairment in schizophrenia. *Handb Exp Pharmacol, 213*, 11–37.

Keefe, R. S., Goldberg, T. E., Harvey, P. D., Gold, J. M., Poe, M., & Coughenour, L. (2004). The Brief Assessment of Cognition in Schizophrenia: Reliability, sensitivity, and comparison with a standard neurocognitive battery. *Schizophrenia Research, 68*, 283–297.

Keefe, R. S., Fox, K. H., Harvey, P. D., Cucchiaro, J., Siu, C., & Loebel, A. (2011). Characteristics of the MATRICS consensus cognitive battery in a 29-site antipsychotic schizophrenia research clinical trial. *Schizophrenia Research, 125*, 161–168.

Lee, R. S., Redoblado-Hodge, M. A., Naismith, S. L., Hermens, D. F., Porter, M. A., & Hickie, I. B. (2013). Cognitive remediation improves memory and psychosocial functioning in first-episode psychiatric outpatients. *Psychological Medicine, 43*(6), 1161–1173.

Mausbach, B. T., Harvey, P. D., Goldman, S. R., Jeste, D. V., & Patterson, T. L. (2007). Development of a brief scale of everyday functioning in persons with serious mental illness. *Schizophrenia Bulletin, 33*, 1364–1372

McCleery, A., Ventura, J., Kern, R. S., Subotnik, K. L., Gretchen-Doorly, D., Green, M. F., . . . & Nuechterlein, K. H. (2014). Cognitive functioning in first-episode schizophrenia: MATRICS Consensus Cognitive Battery (MCCB) profile of impairment. *Schizophrenia Research, 157*(1–3), 33–39.

Medalia, A., & Freilich, B. (2008). The NEAR model: Practice principles and outcome studies. *American Journal of Psychiatric Rehabilitation, 11*(2), 123–143.

Medalia, A., Aluma, M., Tyron, W., & Merriam, A. (1998). The effectiveness of attention training in schizophrenics. *Schizophrenia Bulletin, 24*, 47–152.

Medalia, A., Dorn, H., & Watras-Gans, S. (2000). Treating problem-solving deficits on an acute psychiatric inpatient unit. *Psychiatric Research, 97*, 79–88.

Medalia, A., Herlands, T., & Baginsky, C. (2003). Cognitive remediation in the supportive housing setting. *Psychiatric Services, 54,* 1219–1220.

Medalia, A., Revheim, N., & Casey, M. (2000). Remediation of memory disorders in schizophrenia. *Psychological Medicine, 30,* 1451–1459.

Medalia, A., Revheim, N., & Casey, M. (2001). The remediation of problem solving skills in schizophrenia. *Schizophrenia Bulletin, 27*(2), 259–267.

Medalia, A., Revheim, N., & Casey, M. (2002). The remediation of problem solving skills in schizophrenia: Evidence of a persistent effect. *Schizophrenia Research, 57,* 165–171.

Medalia, A., & Richardson, R. (2005). What predicts a good response to cognitive remediation interventions? *Schizophrenia Bulletin, 31*(4), 942–953.

Medalia, A., & Saperstein, A. (2011). The role of motivation for treatment success. *Schizophrenia Bulletin, 37,* 122–128.

Medalia, A., & Saperstein, A. M. (2013). Does cognitive remediation for schizophrenia improve functional outcomes? *Current Opinion in Psychiatry, 26,* 151–157.

Medalia, A., Saperstein, A. M., Hansen, M., & Lee, S. (2016). Personalized treatment for cognitive dysfunction in individuals with schizophrenia spectrum disorders. *Neuropsychological Rehabilitation, 24,* 1–12.

Monroe, A.H. (1975). The motivated sequence. In B.E. Gronbeck, K. German, D. Ehninger, & A.H. Monroe (Eds.), *Principles of speech communication* (7th Brief ed., pp. 241–257). New York: Addison-Wesley Educational Publishers, Inc.

Naismith, S. L., Redoblado-Hodge, M. A., Lewis, S. J., Scott, E. M., & Hickie, I.B. (2010). Cognitive training in affective disorders improves memory: a preliminary study using the NEAR approach. *Journal of Affective Disorders, 121*(3), 258–262.

Nuechterlein, K. H., Green, M. F., Kern, R. S., Baade, L. E., Barch, D. M., Cohen, J.D., . . . & Marder, S. R. (2008). The MATRICS Consensus Cognitive Battery, part 1: Test selection, reliability, and validity. *The American Journal of Psychiatry, 165,* 203–213.

Patterson, T. L., Goldman, S., McKibbin, C. L., Hughs, T., & Jeste, D. V. (2001). UCSD Performance-Based Skills Assessment: Development of a new measure of everyday functioning for severely mentally ill adults. *Schizophrenia Bulletin, 27,* 235–245.

Randolph, C., Tierney, M. C., Mohr, E., & Chase, T. N. (1998). The Repeatable Battery for the Assessment of Neuropsychological Status (RBANS): Preliminary clinical validity. *The Journal of Clinical and Experimental Neuropsychology, 20,* 310–319.

Redoblado-Hodge, M.A., Siciliano, D., Withey, P., Moss, B., Moore, G., Judd, G. . . . & Harris, A. (2008). A randomized controlled trial of cognitive remediation in schizophrenia. *Schizophrenia Bulletin, 36*(2),

419–427.

Reitan, R. M. (1958). Trail Making Test: Reitan Neuropsychology Laboratory.

Revheim, N., Kamnitzer, D., Casey, M., & Medalia, A. (2001). Implementation of a cognitive rehabilitation program in an IPRT setting. *Psychiatric Rehabilitation Skills, 5*, 403–425.

Rogers, C. R. (1951). *Client-centered therapy: Its current practice, implications and theory*. Boston, MA: Houghton-Mifflin.

Rogers, C. R. (1967). The interpersonal relationship in the facilitation of learning. In H. Kirschenbaum & V.L. Henderson (Eds.), *The Carl Rogers reader* (pp. 304–323). New York, NY: Houghton-Mifflin.

Rosenberg, M. (1965). *Society and the adolescent self-image*. Princeton, NJ: Princeton University Press.

Ryan, R. M., & Deci, E. L. (2000). Self-determination theory and the facilitation of intrinsic motivation, social development, and well-being. *American Psychologist, 55*(1), 68–78.

Saperstein, A. M., & Medalia, A. (2015). The role of motivation in cognitive remediation for people with schizophrenia. *Current Topics in Behavioral Neuroscience, 27*, 533–546.

Schunk, D. H., Pintrich, P. R., & Meece, J. (2007). *Motivation in education: Theory, research, and applications* (3rd ed.). Englewood, NJ: Prentice-Hall.

Schunk, D. H., & Zimmerman, B. J. (2008). *Motivation and self-regulated learning: Theory, research, and applications*. Mahwah, NJ: Lawrence Erlbaum Associates.

Shilyansky, C. Effect of antidepressant treatment on cognitive impairments associated with depression: A randomised longitudinal study. *The Lancet Psychiatry, 3*(5), 425–435.

Silverstein, S. (2000). Psychiatric rehabilitation of schizophrenia: Unresolved issues, current trends, and future directions. *Applied and Preventative Psychiatry, 9*, 227–248.

Spaulding, W.D., Flemming, S.K., Reed, D., Sullivan, M., Storzbach, D., & Lam, M. (1999). Cognitive functioning in schizophrenia: Implications for psychiatric rehabilitation. *Schizophrenia Bulletin, 25*, 275–289.

Tsitsipa, E., & Fountoulakis, K. N. (2015). The neurocognitive functioning in bipolar disorder: a systematic review of data. *Annals of General Psychiatry, 14*, 42.

Van Rheenen T. E, & Rossell, S. L. (2014). An empirical evaluation of the MATRICS Consensus Cognitive Battery in bipolar disorder. *Bipolar Disorder, 16*(3), 318–325.

Wigfield, A., & Eccles, J.S. (2000). Expectancy-value theory of achievement motivation. *Contemporary Educational Psychology, 25*, 68–81.

Wilkinson, G. S., & Robertson, G. J. (2006). *Wide Range Achievement Test 4*. Lutz, FL: Psychological Assessment Resources.

Williams, G. C., & Deci, E. L. (1996). Internalization of biopsychosocial values by medical students: A test of self-determination theory. *Journal of Personality and Social Psychology, 70*, 767–779.

Wykes, T., Reeder, C., Corner, J., Williams, C., & Everitt, B. (1999). The effects of neurocognitive remediation on executive processing in patients with schizophrenia. *Schizophrenia Bulletin, 25*(2), 291–307.

Zaninotto, L. Guglielmo, R., Calati, R., Ioime, L., Camardese, G., Janiri, L., . . . & Serretti A. (2015). Cognitive markers of psychotic unipolar depression: A meta-analytic study. *Journal of Affective Disorders, 174*, 580–588.

著者

アリス・メダリア　Alice Medalia, Ph.D.
コロンビア大学医学部メディカルセンター医療心理学と精神リハビリテーションの教授。ニューヨーク州の精神衛生局の認知健康サービスの臨床ディレクターでもあり，米国最大の精神衛生システムでの認知機能を改善する治療を監督している。メダリア博士は精神科領域に認知的健康（cognitive health）の概念を導入し，多数の賞を得ている。NIMH（国立精神衛生研究所）から研究費補助を受け，優秀な著者でもあるメダリア博士は世界中で講演を行い，コンサルテーションを実施し，精神疾患を持つ人の認知矯正療法について学びたい臨床家にトレーニングのワークショップを行っている。https://collectedmed.com/teachrecoveryとwww.cognitive-remediation.orgウェブサイトと，毎年のCognitive Remediation in Psychiatry会議，著書と講演を通じ，メダリア博士は精神疾患が認知機能に与える影響についての認識を高め，機能的転帰を改善するため認知的健康について鑑みることを提案している。メダリア博士への質問はalice.medalia@columbia.eduで受け付けている。

ティファニー・ハーランズ　Tiffany Herlands, Psy.D.
コロンビア大学医学部メディカルセンター医療心理学と精神リハビリテーションの准教授，およびコロンビア中央病院リーバーリカバリー・リハビリテーションクリニックの臨床部長である。ハーランズ博士はケッセル・フェローシップの期間中から，メダリア博士とともに学習センターを運営してきた。認知機能障害の治療法について講演活動を行っている。また認知矯正療法の計画，実施法について臨床家に指導を行っている。ハーランズ博士はまた神経心理学の専門家であり，認知機能障害を持つ神経疾患患者の治療にも取り組んでいる。ハーランズ博士への質問はtah2116@cumc.columbia.eduで受け付けている。

アリス・サパースタイン　Alice Saperstein, Ph.D.
コロンビア大学医学部メディカルセンター医療心理学の助教である。サパースタイン博士は，ケッセル・フェローシップの期間中に，アリス・メダリア博士からNeuropsychological Educational Approach to Remediation（NEAR）のトレーニングを受け，様々な臨床環境における個人に合わせた認知矯正療法の実証的研究と実践に携わってきた。サパースタイン博士は精神疾患に対する認知矯正療法学会のプログラムチェアマンであり，認知矯正療法や治療効果のメカニズムに関する新しい研究の普及と促進に関わっている。サパースタイン博士への質問はams2334@cumc.columbia.eduで受け付けている。

ナディン・レヴハイム　Nadine Revheim, Ph.D.
病院で実施する生活技能向上プログラム（統合失調症を有する者へのエビデンスに基づく治療に焦点を当てている）のプログラム・ディレクターであり，心理士である。レヴハイム博士は，35年以上にわたり，科学研究員，心理士，作業療法士として重度精神疾患についての仕事をしている。彼女はケッセル・フェローシップの期間中に，アリス・メダリア博士からNeuropsychological Educational Approach to Remediation（NEAR）のトレーニングを受けた。研究の関心は，認知矯正療法，読字障害，スピリチュアリティ，精神疾患への対処とリカバリーなどである。レヴハイム博士への質問はnrevheim@aol.comで受け付けている。

監修者
中込 和幸（なかごめ かずゆき）
国立研究開発法人国立精神・神経医療研究センター病院長。精神科医。
1959年大阪府生まれ。1984年東京大学医学部卒業。帝京大学，東京大学，昭和大学，鳥取大学での勤務を経て，2011年より国立精神・神経医療研究センターに赴任し，2019年1月より現職。主な著書（訳書）に『メンタルクリニックの脳科学』（勁草書房），『精神疾患における認知機能障害の矯正法 臨床家マニュアル』（星和書店），『社会認知ならびに対人関係のトレーニング（SCIT）治療マニュアル』（星和書店）がある。

監訳者
橋本 直樹（はしもと なおき）
北海道大学大学院医学研究院精神医学教室講師。精神科医。
1975年北海道生まれ。2000年北海道大学医学部卒業。虎の門病院内科研修医を経て2002年に北海道大学医学部精神医学教室に入局。途中，市立稚内病院，道立向陽ヶ丘病院，医療法人社団北陽会牧病院での勤務を挟み，現在に至るまで北海道大学病院での勤務を継続している。

池澤 聰（いけざわ さとる）
国立研究開発法人国立精神・神経医療研究センター病院第一精神診療部医長。精神科医。
1976年東京都生まれ。2002年昭和大学医学部卒業。昭和大学，鳥取大学，養和病院の勤務を経て，2011年よりイェール大学医学部精神科に留学。2014年より国立精神・神経医療研究センターに着任。2017年より日本医療研究開発機構へ出向。2019年に帰任し，現在に至るまで国立精神・神経医療研究センターでの勤務を継続している。

最上 多美子（もがみ たみこ）
鳥取大学大学院医学系研究科臨床心理学専攻教授。臨床心理士・公認心理師。
2003年ニューヨーク大学教育学部大学院応用心理学科カウンセリング心理学専攻でPh.D.を取得。コロンビア大学医学部教授メダリア博士のもとで認知矯正療法士及び臨床家トレーナーとして訓練を受ける。Manhattan Psychiatric Center, Center for Urban Community Servicesに勤務後，関西福祉科学大学院社会福祉学研究科心理臨床学専攻助教授を経て，2007年より現職。

豊巻 敦人（とよまき あつひと）
北海道大学大学院医学研究院精神医学教室特任助教。
1977年北海道生まれ。2001年北海道大学教育学部教育学科卒業。2003年北海道大学大学院教育学研究科修士課程修了。2008年北海道大学大学院医学研究科博士課程修了。2010年より現職。

訳者

森元 隆文（もりもと たかふみ）
札幌医科大学保健医療学部作業療法学科講師。作業療法士。
1983年広島県生まれ。2005年札幌医科大学保健医療学部卒業。医療法人社団林下病院での勤務を経て2010年より現職。2013年に札幌医科大学大学院保健医療学研究科にて博士号（作業療法学）を取得。現職のほかに医療法人社団林下病院にて非常勤作業療法士として勤務している。

井上 貴雄（いのうえ たかお）
北海道大学大学院保健科学研究院生活機能学分野助教。作業療法士。
1985年大阪府生まれ。2009年北海道大学医学部保健学科卒業。北海道大学病院リハビリテーション部での勤務を経て2016年より現職。2014年に北海道大学大学院保健科学院にて博士号（保健科学）を取得。現職のほかに医療法人ライブフォレスト北大通こころのクリニックにて非常勤作業療法士として勤務している。

國田 幸治（くにた こうじ）
医療法人社団林下病院リハビリテーション部。作業療法士。
1986年北海道生まれ。2008年札幌リハビリテーション専門学校卒業。医療法人北仁会いしばし病院，北海道大学病院を経て，2015年より現職。

「精神疾患における認知機能障害の矯正法」臨床家マニュアル　第2版

2019年12月9日　初版第1刷発行

　著　者　アリス・メダリア，ティファニー・ハーランズ，
　　　　　アリス・サパースタイン，ナディン・レヴハイム
　監訳者　中込和幸
　訳　者　橋本直樹，池澤聰，最上多美子，豊巻敦人
　訳　者　森元隆文，井上貴雄，國田幸治
　発行者　石澤雄司
　発行所　㈱星和書店
　　　　　〒168-0074 東京都杉並区上高井戸1-2-5
　　　　　電話　03（3329）0031（営業部）／03（3329）0033（編集部）
　　　　　FAX　03（5374）7186（営業部）／03（5374）7185（編集部）
　　　　　http://www.seiwa-pb.co.jp

　印刷・製本　株式会社光邦

Printed in Japan　　　　　　　　　　　　　　　　　　　　ISBN978-4-7911-1039-1

・本書に掲載する著作物の複製権・翻訳権・上映権・譲渡権・公衆送信権（送信可能化権を含む）は
　（株）星和書店が保有します。
・JCOPY〈（社）出版者著作権管理機構 委託出版物〉
　本書の無断複写は著作権法上での例外を除き禁じられています。複写される場合は，そのつど事前に
　（社）出版者著作権管理機構（電話 03-3513-6969，FAX 03-3513-6979，e-mail：info@jcopy.or.jp）
　の許諾を得てください。

社会認知ならびに対人関係のトレーニング
（SCIT: Social Cognition and Interaction Training）
治療マニュアル

デイビッド・ロバーツ，デイビッド・ペン，デニス・コームズ 著
中込和幸，兼子幸一，最上多美子 監訳
B5箱入　176p（DVD・CD-ROM付き）　定価：本体6,800円＋税

統合失調症でよくみられる社会認知の障害は、社会機能の低下と関連している。本書は、社会認知障害を治療標的とし、その改善と対人関係のトレーニングを行うためのマニュアルである。付録にDVD, CD-ROM付く。

命令幻聴の認知行動療法

サラ・バーン，マックス・バーチウッド，ピーター・トロワー，アラン・ミーデン 著
菊池安希子 監訳　朝波千尋，岩崎さやか，菊池安希子，古村健，山本哲裕 訳
A5判　232p　定価：本体2,800円＋税

問題も苦痛も多大な統合失調症の命令幻聴に対する革新的な認知療法マニュアルである。8つの適用事例を軸に，この治療法の手順，有効性、課題が示され，実践的な介入の概要が把握できる。

妄想・幻声・パラノイアへの認知行動療法

ポール・チャドウィック，マックス・バーチウッド，ピーター・トロワー 著
古村健，石垣琢磨 訳
A5判　304p　定価：本体2,900円＋税

認知行動療法の適用を，統合失調症へと広げる。心理学的介入の効果が乏しいと考えられてきた妄想や幻聴への認知行動的アプローチを紹介。精神科臨床に携わるすべての職種に役立つ実践的な1冊。

発行：星和書店　http://www.seiwa-pb.co.jp